病理解剖学实验指导

（供基础医学、临床医学、口腔医学等专业使用）

主　编　姜文霞　宋伯根

同济大学 出版社

TONGJI UNIVERSITY PRESS

内容简介

本书从病理学角度分析主要疾病中带有共性的病理过程,如细胞、组织的适应、损伤与损伤的修复、局部血液循环障碍、炎症、肿瘤,以及人体各系统主要疾病的病理变化及规律,如心血管系统疾病、呼吸系统疾病、消化系统疾病等。全书共分十五个章节,并配有大体标本两套共 232 个,切片 75 张,64套;还提供病例讨论,开展 CBL 教学;书后附有尸体解剖方法和各种器官体积和重量,供学生参考。

图书在版编目(CIP)数据

病理解剖学实验指导/姜文霞,宋伯根主编. --上海:
同济大学出版社,2016.1
 ISBN 978-7-5608-6195-1

Ⅰ.①病… Ⅱ.①姜… ②宋… Ⅲ.①病理解剖
学—实验 Ⅳ.①R361-33

中国版本图书馆 CIP 数据核字(2016)第 021437 号

病理解剖学实验指导

主编 姜文霞 宋伯根

责任编辑 赵 黎 **责任校对** 张德胜 **封面设计** 陈益平

出版发行 同济大学出版社 www.tongjipress.com.cn
 (上海市四平路 1239 号 邮编 200092 电话 021-65985622)
经 销 全国各地新华书店
印 刷 江苏凤凰数码印务有限公司
开 本 787 mm×1 092 mm 1/16
印 张 7.25
字 数 181 000
版 次 2016 年 1 月第 1 版 2017 年 3 月第 2 次印刷
书 号 ISBN 978-7-5608-6195-1
定 价 21.00 元

编写委员会成员

主　　编　　姜文霞　　宋伯根

副主编　　徐晓娟

编　　者　　姜文霞　　宋伯根　　徐晓娟

　　　　　　张莉萍　　侯立坤　　董正伟

前　言

　　《病理解剖学实验指导》是在吸收多年病理学教学实践经验,同时研究借鉴理论教材和专著的基础上,结合高等医学院校对卓越医师培养目标的要求以及课程自身的特点编写而成的。主要从形态学角度,加强病理学理论知识理解、病变认知以及临床病理联系过程。病理学是研究疾病的医学基础理论学科,主要研究患病机体的形态变化,并结合功能和代谢变化,阐明疾病发生、发展的基本规律,揭示疾病的本质。涉及三个层面。①病因学:研究疾病的原因;②疾病的发生发展与发病机制:研究疾病在病因作用下,是怎样发生发展的,疾病的发病机制是什么;③疾病的表现:包括病理形态、功能和代谢改变等病理变化以及临床表现。无论是从科学研究出发,还是从临床实践出发,对于疾病本质的掌握都离不开这三个层面,因此,学好病理学,必须掌握病理学的大体标本和病理切片,对疾病应该有清晰和深刻的认识,从而指导临床实践。

　　本书坚持实用原则,侧重理论联系实际,层次清晰,深入浅出,有极强的针对性和实用性。与目前国内同类图书比较,其对病理解剖学标本的描述更加详细、具体,并针对特异性的病变结构分析其形成原因,达到理论与实践相结合的教学目的。本书第一部分为“病理学实验指导”,分为十五个章节,第二部分为“病例讨论”。第一部分中的前五章主要讨论疾病中带有共性的各种疾病病理过程,如细胞、组织的适应和损伤与损伤的修复、局部血液循环障碍、炎症、肿瘤;后十章主要讲述人体各系统主要疾病的病理变化及规律,如心血管系统疾病、呼吸系统疾病、消化系统疾病等。本书还提供了病例与尸解结果,以供学生进行病例讨论,开展 CBL 教学。

　　病理学作为医学专业的桥梁学科,教学中通过本实验指导,可培养学生运用辩证唯物主义的科学观和方法论去观察问题、分析问题和解决问题的能力。不仅引导学生正确观察、辨认大体标本和病理切片,而且结合标本和切片、病例讨论学习,参加病理尸体解剖,更加夯实病理学的基础理论、基本知识和基本技能,为今后学习临床医学、参加临床实践和科学研究打下牢固的基础。

姜文霞

2015 年 9 月

目　录

附　录

第一部分

实 验 指 导

病理学实验须知

一、实验课的目的与要求

病理学是医学专业中的一门重要基础学科。它主要是通过形态学直接观察的方法,研究疾病过程中器官和组织的变化及其发生发展规律的一门学科。因此,在实习课时,对大体标本及组织切片的认真观察是学习病理解剖学课程的重要步骤,同时,通过对病理标本的观察,进一步验证课堂理论,培养学生实事求是、理论联系实际的辩证唯物主义的思维方法和科学作风。

二、实验的方法与步骤

实验课一般是在上一次大课的基础上,运用其理论知识,用事物是运动和发展的观点来观察大体标本和组织切片的病理变化。由于标本和切片中所呈现的病变只能反映疾病全过程的一部分,要搞清其"来龙去脉",则必须对观察到的病理变化,运用已学到的理论知识,并进行逻辑推理,既要分析其病变的来源,又要分析它发展的结果,使认识得以连贯。

观察大体标本,先用肉眼确认标本是哪一种脏器(或哪种组织),按先外后内、先上后下的顺序逐次观察,并找出病变的部分,然后细致观察病变的大小、颜色、形状,有可能时,可触摸其硬度、致密度和弹性,确定该病变与整个脏器以及病变间的关系。如该病变较细小,肉眼观察有困难时,还可借用放大镜仔细观察。根据看到的病理变化,结合理论知识,抓住要点,作出合乎科学的结论和近于客观的诊断。

观察组织切片,更须按步进行。先用肉眼初步观察组织切片由何脏器制成,病变的部位大小,然后取下目镜,将接目面向组织片,放大观察组织和病变的粗略情况。此后再放在显微镜下有的放矢地认真观察,在放置玻片,调试显微镜焦距时,切记不要使物镜与玻片接触以免压碎玻片及损坏物镜。镜下观察,按先低倍后高倍的顺序,先用低倍物镜,上、下、左、右地扫视全片,找到病变或可疑部位,然后再用高倍物镜进一步观察。切忌开始即盲目地用高倍物镜观察,以免坐井观天,影响全面观察分析以及正确诊断。

三、描绘

描述及绘图是把观察结果变成文字和图画记录保存下来的过程。这在基础学科及其临床实践中都是一项重要的基本训练。

描述一个病变时,要注意下列一般原则:

1. 描述顺序一般与观察顺序相同。

2. 要客观地用形容的方式加以描写,如描绘心脏褐色萎缩:心脏体积变小,呈褐色,冠状动脉蛇形弯曲。

3. 阳性所见要重点写,而相关的阴性所见亦不可忽略。要做到重点详写,非重点简写,肯定明确,一目了然。

绘画要注意图像的选择、布局、大小、比例、形状、颜色,既要正确、真实,又要概括典型。

四、辨证分析

辨证分析是把所观察到的一切现象加以分析、综合后进行全面思考,与类似病变进行比例鉴别,最后得出肯定结论的过程。

综合分析的思维方法要遵循下列原则:

1. 肉眼变化与镜下变化相结合。

2. 局部病变与整体变化相结合。

3. 病变的时相表现与病变的整个过程相结合(即了解病变的"来龙去脉")。

4. 形态与功能相结合。

在辨证分析过程中,必须从现象的本质,注意多数病变之间的关联性,而同时又必须认识到几种疾病状态可能同时出现于一个机体时的相对独立性和复杂性。

五、实验室规则

1. 遵守学习纪律,不迟到,不早退,严格执行请假制度。

2. 尊敬师长,友爱同学,礼貌待人。

3. 专心实习,认真思考,不做与实验无关的事,并保持室内安静。

4. 爱护公物,节约水电,保护仪器、标本及切片,如有损坏或缺失,须及时报告负责教师,根据情节,应酌情赔偿。

5. 实验完毕后,整理标本仪器,物归原处,将组织切片按原号插入盒内。由值日负责实验室的清洁、整理,关好水电、门窗。

病理组织切片的光镜观察方法

　　首先,观察病理组织切片的目的要明确,即要确定病变的性质。例如,判定病变是炎症,还是癌症;是增生,还是肿瘤,等等。

　　光镜下观察病理组织切片应遵循一定的顺序,否则容易遗漏。循序观察也容易抓住病变要害。

一、先用肉眼或倒转的接目镜观察

　　通过观察切片组织的颜色和结构,初步了解属于什么组织,病变的所在部位。有些较典型的病变经结合临床可得知初步诊断。例如:胃十二指肠溃疡、高分化腺癌、结核结节等。

二、然后选用低倍物镜观察

　　先在组织的外周缘巡视一遍,注意周边的病变与正常组织交界处的关系,是否有边界或包膜等改变。再按上、下、左、右移动全面观察整个切片后,确定病变部位,按照下列顺序进行:

　　1. 对于实质性器官,要先看该器官的实质细胞,认定它们是否正常;再看间质部分及其所含的细胞有无异常变化。实质和间质的病理学改变常有联系,都不能忽视。有的时候,实质部分的病变颇为轻微,或已进入慢性恢复期。这时,间质的变化反而比较明显,成为镜下的首要发现。在这种情况下,应以间质变化为线索,去找实质的改变。例如:低倍光镜下轻度心肌变性不易发现。但是,如果心肌切片中发现间质水肿,纤维结缔组织增生及炎细胞浸润等改变后,再仔细观察心肌细胞,总能发现某些病变。

　　2. 自脏器的外层逐渐深入以达最内层的观察顺序是常采用的。例如:观察心肌切片,可按心外膜、心肌、心内膜的顺序进行。

3. 空腔脏器的镜下观察顺序常沿管壁从内向外逐层观察。因为空腔脏器内层的病变远较外层为多见。

三、再选用高倍物镜来观察细胞、细胞器及一些微细的成分

仔细观察由低倍镜所发现的病变,进一步确定病变性质。为了确定所观察到的组织异常变化的性质,要着重观察较为典型的区域。

通过观察对比,把所看到的各种病变结合正常组织学知识,病理知识和临床表现,进行分析综合,最后确定该组织是否有病变,病变性质及其主次等。常常是一个器官的组织内掺杂着各种病变,有的是互相并存但联系不大的,有些则可能存在因果联系。

总之,光镜下观察一张病理组织切片应按照一定顺序和方法。做到细致、全面、系统、主次分明。要做到这些,必须严格训练,认真学习,逐渐养成良好的观察习惯和方法。

第一章 细胞、组织的适应和损伤

本章所述的大体标本和组织切片见表1所示。

表1   细胞、组织的适应和损伤之大体标本和组织切片

大体标本	组织切片
1. 心脏褐色萎缩	1. 心肌褐色萎缩
2. 脑萎缩	2. 肾曲管上皮细胞水肿(肾曲管颗粒变性)
3. 肾萎缩(肾盂积水)	3. 肝细胞脂肪变性
4. 子宫老年性萎缩	4. 肝细胞水肿(气球样变)
5. 脂肪肝	5. 脾包膜玻璃样变
6. 脾包膜玻璃样变	6. 脑液化性坏死
7. 胸膜玻璃样变	
8. 脾液化性坏死	
9. 脑液化性坏死	
10. 肺结核干酪样坏死	
11. 足干性坏疽	

（一）目的要求

1. 掌握组织细胞萎缩变性的常见类型、形态变化，并了解其意义；
2. 掌握坏死的形态变化及其后果。

（二）大体标本

1. 心脏褐色萎缩（Atrophic Heart）

心脏体积缩小（正常心脏大小相当于其本人的右拳）心尖部变尖，心外膜下冠状动脉弯曲，呈蛇行状，切面心肌呈棕褐色。

2. 脑萎缩（Brain Atrophy）

大脑标本，两半球对称，见脑回变窄，脑沟变深变宽。大脑切面见侧脑室明显扩张，脑实质萎缩变薄（试分析脑实质萎缩的机制）。

3. 肾萎缩（Kidney Atrophy）（肾盂积水，Nephrydrosis）

肾脏外表的体积增大，切面见肾盂及肾盏明显扩张，肾实质萎缩变薄，皮髓质分界不清（试分析肾实质萎缩的机制）。

4. 子宫老年性萎缩（Senile Atrophy of Uterus）

子宫体积缩小，重量减轻，硬度增加（与先天性子宫发育不全有何不同）。

5. 脂肪肝（Fatty Liver）（肝细胞脂肪变性，Fatty Degeneration of Hepatocytes）

标本为肝脏的冠状切面，体积略为增大。边缘较钝，包膜光滑，肝细胞呈黄色有油腻感，质地均匀（如标本在新鲜时切制可见因肝实质肿胀而出现的包膜外翻现象）。

6. 脾包膜玻璃样变（Hyaline Dystrophy of Splenic Capsule）

脾包膜明显增厚，灰白色。切面见增厚的包膜致密、均质、半透明状，似毛玻璃。

7. 胸膜玻璃样变（Hyaline Dystrophy of Pleura）

胸膜明显增厚、白色，切面见增厚的胸膜致密，均质，似毛玻璃。

8. 脾梗死（Infarction of Spleen）（脾凝固性坏死，Coagulative Necrosis of Spleen）

脾脏切面可见灰白色的坏死区，质致密而干燥，呈不规则形或略呈扇形，边界清楚，周围有一圈黑褐色的出血带，坏死灶直达脾包膜。

9. 脑液化性坏死(Liquefactive Necrosis of Brain)

大脑冠状切面,内囊附近之脑组织发生大片不规则坏死,坏死组织呈豆腐渣样、质软。大部分已液化脱失,仅残留疏松之絮网状结构。

10. 肺结核干酪样坏死(Caseous Necrosis of Tuberculosis of Lung)

肺切面散在有大小不等灰黄色的干酪样坏死灶,部分区域已彼此融合成片。

11. 足干性坏疽(Dry Gangrene of Foot)

标本为外科截肢,足之远端皮肤变黑干涸似木炭,与正常组织间有明显的分界线。

(三)组织切片

1. 心肌褐色萎缩——1号片(Brown Atrophy of Myocardium)

心肌纤维较正常缩小,但肌原纤维及横纹尚清楚,细胞核的两端有折光性较强的棕褐色细颗粒,为脂褐素。

2. 肾曲管上皮细胞水肿——2号片(Cellular Swelling of Renal Epithelial Cells of Proximal Convoluted Tubule)

肾曲管上皮(主要是近曲管上皮)细胞肿胀,管腔变窄,胞浆内布满伊红色的细颗粒,部分胞浆已崩溃脱落入曲管腔,细胞核的结构仍清晰(试分析细颗粒在电镜下的本质是什么?)。

3. 肝细胞脂肪变性——3号片(Hepatocyte Steatosis)

肝小叶结构存在,肝细胞浆内出现多数圆形空泡,空泡之边界清楚(脂肪滴在制片过程中被有机溶剂溶去成为空泡。如用冰冻切片,脂溶性染料可使之着色),空泡大小不等。空泡较大时,核常被挤于一边。血窦明显受压。上述变化以小叶中央区为甚。

4. 肝细胞水样变性(肝细胞水肿)——9号片(Hydropic Degeneration of Hepatocytes)

肝细胞明显肿胀,胞浆显得很疏松,呈疏网状,隐约可见空泡。细胞核仍位于细胞中央。有时,肝细胞大如气球,故也称气球样变(比较肝细胞脂肪变性)。

5. 脾包膜玻璃样变——4号片(Hyaline Degeneration of Splenic Capsule)

增厚的脾包膜系由大量增生的胶原纤维组成,胶原纤维互相融合形成均质。一致的粉色或淡红色染的索片状结构。其中残存极少量纤维细胞。

6. 脑液化性坏死——6 号片（Liquefactive Necrosis of Brain）

坏死处之脑组织结构疏松,细胞皆已液化脱失,留下许多网状结构,其中可找到巨噬细胞,小胶质细胞,胞浆丰富,因吞噬富于脂质的坏死脑组织而使胞浆呈泡沫状(泡沫细胞)。

思 考 题

1. 组织细胞的变性和坏死有何异同点,其后果各如何?
2. 从大体和镜下怎样确定组织细胞发生坏死?
3. 坏死有哪些类型? 各举出几种常见的临床疾病说明之。
4. 细胞坏死与细胞凋亡有何不同?

第二章 （细胞和组织）损伤的修复

本章所述的大体标本和组织切片见表 2 所示。

表 2　　　　　　　损伤的修复之大体标本和组织切片

大体标本	组织切片
1. 皮肤一期愈合 2. 心肌肥大	1. 肉芽组织 2. 心肌肥大

（一）目的要求

掌握肉芽组织的形态特征、发生、发展及在创伤愈合中的作用。

（二）大体标本

1. 皮肤一期愈合（Healing by First Intention of Skin）

皮肤表面有一细条灰白色凹陷，切面见凹陷处之深部皆为灰白色的纤维结缔组织，富于光泽（瘢痕），瘢痕之两侧可见黄色之皮下脂肪组织。

2. 心肌肥大（Hypertrophy of Myocardium）

心脏体积明显增大，左心室扩大，心肌显著肥厚（正常时<1 cm），乳头肌亦明显增粗。

（三）组织切片

1. 肉芽组织——7号片（Granulation Tissue）

主要由成纤维细胞及毛细血管组成。浅表部分之毛细血管，方向与表面垂直，结构疏松，其中有较多炎症细胞浸润；深部之肉芽组织排列渐趋紧密，细胞及毛血管数量减少，胶原纤维增多，方向与表面平行。

2. 心肌肥大——8号片（Hypertrophy of Myocardium）

心肌纤维增粗，细胞核亦增大，其中之肌原纤维及横纹等结构均清晰可见。

思 考 题

1. 什么是肉芽组织？它的发生、发展是怎样的？试讨论它在病理学中的意义。

2. 伤口的一期愈合和二期愈合有何异同？临床处理伤口时，如何为一期愈合创造条件？

3. 描绘肉芽组织的光镜下所见。

第三章 局部血液循环障碍

本章所述的大体标本和组织切片见表 3 所示。

表 3 　　　　　局部血液循环障碍之大体标本和组织切片

大体标本	组织切片
1. 慢性肝淤血(槟榔肝)	1. 慢性肝淤血
2. 慢性肺淤血(肺褐色硬变)	2. 慢性肺淤血
3. 慢性脾淤血	3. 混合血栓
4. 脑出血	4. 机化血栓
5. 心内膜(或外膜)下出血	5. 肾贫血性梗死
6. 混合血栓	6. 肺出血性梗死
7. 心瓣膜赘生物	
8. 脾贫血性梗死	
9. 肾贫血性梗死	
10. 肠出血性梗死	
11. 肺出血性梗死	
12. 肺动脉栓塞	

（一）目的要求

1. 掌握淤血所致的一系列病理变化，了解出血的意义。

2. 掌握血栓的形态特点，并联系血栓形成的条件和形成过程以及可能产生的后果。

3. 掌握栓塞和梗死的形态特点，发生、发展和可能产生的后果，了解血栓形成、栓塞和梗死的相互关系。

（二）大体标本

1. 慢性肝淤血（Chronic Congestion of Liver）（槟榔肝，Nutmeg Liver）

肝的冠状切面，表面光滑，包膜紧张，肝体积肿大。切面可见均匀而弥散分布的紫红色小点（肝小叶的中央区），它的周围呈灰黄色（小叶的边缘区）。部分区域紫红色小点已互相融合，形成红、黄相间的斑纹状结构，似植物槟榔的切面，故称槟榔肝。

2. 慢性肺淤血（Chronic Congestion of Lung）（肺褐色硬变，Brown Duration of Lung）

肺的冠状切面，其表面胸膜透明光滑，切面肺组织呈褐红色并略带棕色，并有散在的铁锈色斑点，肺组织较坚实（为什么）。

3. 慢性脾淤血（Chronic Congestion of Spleen）

脾脏体积明显增大，包膜增厚；切面见脾组织呈暗红色（为什么）、灰白色条纹（即脾小梁）增多，并可见散在的铁锈色细小颗粒。

4. 脑出血（Cerebral Hemorrhage）

大脑冠状切面，一侧脑组织内见一出血灶（以内囊处为多见，为什么），形成深红色的凝血块，脑组织被破坏，同侧脑半组织肿大（有时，脑室也可积血、扩大）。

5. 心内膜（或外膜）下出血（Subendocardial Hemorrhage）

在心内膜（或外膜）下可见散在分布的暗红色出血小点或斑块。

6. 混合血栓（Mixed Thrombus）

一条血栓显示黄白色和棕褐色相间的条纹，血栓的表面呈波纹状隆起。在血管腔内的新鲜血栓为表面粗糙、干燥无光泽的凝血块，其中可见黄、白色的条纹，血管腔略扩张，与血栓紧密黏附。

7. **心瓣膜赘生物（Valve Vegetations）**

二尖瓣（或主动脉瓣）上见有大小不等的赘生物粘着，表面不规则而粗糙不平，呈灰白色或黄褐色。有的赘生物与瓣膜粘附甚紧，有的质脆，易脱落（赘生物的本质是什么）。

8. **脾贫血性梗死（Anemic Infarct of Spleen）**

脾的切面，包膜下可见一个或多个灰白色楔形（或不规则形）病灶，尖端指向脾门，质致密，四周围以出血带。其余部位的脾组织呈现脾淤血的变化。

9. **肾贫血性梗死（Anemic Infarct of Kidney）**

此肾脏标本处于贫血性梗死后愈合状态，表面可见一处灰白色无光泽病灶、呈凹隐状，边缘不甚整齐（此外形变形是如何形成的）。

10. **肠出血性梗死（Intestinal Hemorrhagic Infarct）**

小肠一段，病变处肠壁肿胀，增厚，呈暗红色或黑褐色。浆膜面较粗糙，失去光泽，黏膜皱襞肿胀，部分区域黏膜表层已有脱落（什么原因引起）。

11. **肺出血性梗死（Hemorrhage Infarct of Lung）**

肺的冠状切面，在边缘处可见一个（或数个）暗红色或紫黑色病灶，略呈三角形，大小不等，尖端向着肺门，基部直达胸膜。其余肺组织显示淤血。

12. **肺动脉栓塞（Pulmonary Embolism）**

肺的切面，肺动脉已被剪开，见肺动脉总干（或其主要分支）内有灰褐色圆柱形块物堵塞，表面干燥，灰褐色、灰白色（灰黄色）相间的部分，一端稍尖，指向其下一级之肺动脉分支。

（三）组织切片

1. **慢性肝淤血——10 号片（Chronic Congestion of Liver）**

肝小叶结构尚清楚，中央静脉及其周围的血窦扩张，其中充满了红细胞。肝细胞索因受压而变细，甚至消失。小叶周围区域的肝细胞索完整，肝细胞较正常或部分细胞发生脂肪变。有的肝小叶中央的淤血区因扩展而与附近小叶的淤血区互相连接，反将小叶边缘区及汇管区包围起来（反包围）。

2. **慢性肺淤血——11 号片（Chronic Congestion of Lung）**

肺泡壁增厚，肺泡壁小静脉和毛细血管扩张、充血，纤维结缔组织增生。肺泡腔内见多少不一的圆形或不规则的大细胞，胞浆丰富其中含有许多褐色小颗粒（含铁血黄素）。即心力衰竭细胞。此外，部分肺泡内尚有淡伊红染均质物（水肿液）及红细胞。

3. 混合血栓——12 号片（Mixed Thrombus）

低倍镜下见小静脉腔内伊红色小梁状条纹和浅红色区相交织的阻塞物。

高倍镜下见伊红色小梁，由许多已崩解而凝集成颗粒状的血小板所组成，其边缘见许多中性白细胞和淋巴细胞覆盖；血小板小梁之间的浅红色部分为纤维蛋白构成的细网状结构，其中网罗着许多红细胞。

4. 机化血栓——13 号片（Thrombus Organization）

低倍镜下见伊红色血管组织，腔已消失，为淡伊红色富有毛细血管的肉芽组织所替代（机化）。

5. 肾贫血性梗死——14 号片（Anemic Infarct of Kidney）

肉眼：见组织较实，切片中有一块略呈楔形伊红色区，其周围组织略带紫红色。

低倍镜下：见结构不清的伊红色区即为肾的梗死部分，其周围组织结构清楚，能见到肾小球和肾曲管等。包膜下尚有一层未坏死的组织。

高倍镜下：见肾梗死区内肾小球和肾曲管的细胞均已坏死，细胞核消失，但尚能辨出它们的轮廓。在梗死区周围有白细胞浸润，主要有淋巴细胞，少量中性白细胞和单核细胞，毛细血管扩张充血。此病变区的肾被膜及被膜下细胞核尚存在（为什么）。

6. 肺出血性梗死——15 号片（Hemorrhage Infarct of Lung）

肉眼：见切片部分组织疏松呈紫红色，另一部分组织致密呈暗红色（梗死区）。

镜下见紫红色区内，肺泡结构清楚，肺泡壁增厚，腔内有许多红、白细胞及纤维蛋白，在暗红色梗死区内见肺泡结构隐约可见，肺泡上皮核消失，肺泡为红细胞所充满。在梗死区边缘可见白细胞呈不规则分布，其中大多为嗜中性白细胞和一些淋巴细胞。梗死区表面胸膜有纤维结缔组织增生。

一、思考题

1. 用橡皮筋将一手指紧紧捆住,过 1～2 min 后,手指末端的颜色、温度有何变化,主观感觉如何? 如何解释?

2. 为什么在骨折固定时,上夹板或打石膏绷带不能过紧?

3. 标本中所见之脑出血与胸膜点状出血是什么性质的出血? 怎样产生的?

4. 混合血栓有哪些特点? 试说明镜下所见血栓的各层排列形成的机制和巨体形态结构。

5. 肺动脉栓塞标本中肺动脉分枝内的堵塞物是什么? 为什么不说这是死后凝血块? 为什么没有肺梗死形成?

6. 简述血栓、栓子、梗死、坏死、坏疽相互间的关系和异同。

7. 分析血栓机化的意义。

8. 描绘混合血栓的光镜下所见。

二、病例讨论

男性,42 岁。

因骑车不慎跌倒,右小脚肿痛,急诊诊断为右小腿胫腓骨骨折,长靴形石膏固定后,回家卧床休息。此后,小腿肿痛逐渐缓解,伤后两周又出现右下肢肿痛,去医院复查,拆除石膏重新包扎,回去后,肿胀仍无改善,并渐向大腿发展,4 d 后坐起吃饭时突然高叫一声,心跳呼吸停止抢救无效死亡。

请分析讨论以下问题:

1. 骨折后第二次右小腿肿胀,并且进行性加重,为什么?

2. 患者突然死亡的原因是什么?

第四章　炎　症

本章所述的大体标本和组织切片见表 4 所示。

表 4　　　　　　　　　　炎症之大体标本和组织切片

大体标本	组织切片
1. 阿米巴肝"脓肿"	1. 急性重型肝炎（示变质）
2. 纤维素性肠炎（菌痢）	2. 大叶性肺炎（示纤维素，嗜中性白细胞，单核细胞）
3. 纤维素性炎（白喉）	
4. 蜂窝织炎性阑尾炎	3. 蜂窝织炎性阑尾炎（示充血、水肿、嗜中性白细胞、嗜酸性白细胞）
5. 脑脓肿	
6. 慢性扁桃体炎	4. 鼻息肉（示浆细胞、淋巴细胞）
7. 鼻息肉	5. 纤维素性炎（白喉）
8. 肠黏膜炎性息肉	6. 肺脓肿
9. 胸膜炎机化	7. 结核性肉芽肿（类上皮细胞、郎罕氏巨细胞）
10. 肠粘连	
	8. 异物性肉芽肿

（一）目的要求

1. 掌握炎症基本病理过程的形态变化及各类炎症的特点。
2. 了解炎症的发生、发展及结局。

（二）大体标本

1. 阿米巴肝"脓肿"（Amebic Liver Abscess）

肝切面，见有一大"脓肿"，部分呈破棉絮状，其中可见巧克力色的坏死组织（它是怎样形成的），边缘部见黄白色絮状坏死物，"脓肿"与周围肝组织分界不甚清楚，无明显纤维包膜形成。

2. 纤维素性肠炎（Fibrinous Enteritis）（菌痢，Bacillary Desentery）

结肠黏膜表面有一层灰黄色的假膜被覆，并有小片的脱落，形成多数浅表性溃疡、肠壁充血、水肿。

3. 纤维素性炎（Fibrinous Inflammation）（白喉，Diphtheria）

标本示咽喉、气管、支气管的黏膜面皆覆有一层灰白色膜状渗出物即假膜（假膜性炎是如何引起的，喉及气管之病变及后果是否有所不同，为什么）。

4. 蜂窝织炎性阑尾炎（Phlegmonous Inflammation of Appendix）

阑尾肿胀，浆膜面血管扩张充血，并附有灰黄色的脓性渗出物，结合镜下观察，理解蜂窝织性炎的病理特点。

5. 脑脓肿（Abscess of Brain）

脑实质内圆形脓腔，内附少量黄绿色稠厚脓液。外围纤维脓壁，边界清楚，附近脑组织外观尚正常，脓肿侧的脑半球较对侧肿胀。

6. 慢性扁桃体炎（增生性炎）（Chronic Tonsillitis）

扁桃体显著肿大，部分区表面覆有少许灰白色渗出物（试结合其组织切片所见，来解析扁桃体之肿大，并领会它是一种"增生性炎"）

7. 鼻息肉（Nasal Polyp）

见灰白色结节状增生组织。结合镜下观察，了解增生的成分。

8. 肠黏膜炎性息肉（Inflammation Polyp of Intestine）

肠壁增厚，部分区域因上皮高度增生而形成多数短小之"息肉"突入肠腔（属于哪一类炎症）

9. 胸膜炎机化（Organization of Pleuritis）

胸膜表面原有之纤维素性渗出物已机化成为黄白色纤维结缔组织，致胸膜增厚,其结构紧密而具有光泽(考虑此种病变可能产生的后果)。

10. 肠粘连(Adhesion of Intestine)

小肠壁间有纤维组织粘连,致肠腔狭窄。思考纤维组织如何形成的,会导致什么后果。

(三) 组织切片

1. 急性重症肝炎(变质性炎)——49 号片(Acute Severe Hepatitis)(Alterative Inflammation)

观察要点:示变质。

肝细胞广泛坏死消失,肝小叶结构破坏消失。周围有散在的成团的残存肝细胞。坏死区可见多量炎细胞浸润。

2. 大叶性肺炎(渗出性炎症)——43 号片(Lobar Pneumonia)(Exudative Inflammation)

观察要点:示纤维素、嗜中性白细胞、单核细胞。

肺泡腔内充满大量纤维素,嗜中性白细胞和许多大单核细胞,注意各种成分的形态特点。病变弥散一片。

3. 蜂窝织性阑尾炎——20 号片(Phlegmonous Inflammation of Appendix)

观察要点:示充血、水肿、嗜中性白细胞、嗜酸性白细胞。

阑尾横切面、黏膜层、黏膜下层、肌层及浆膜层充血,结构疏松,有多量炎症细胞浸润,以中性白细胞为主,还有许多嗜酸白细胞(注意区别各种炎细胞),阑尾部分黏膜坏死脱落,病变的黏膜面和浆膜面均见较多的纤维素渗出。

4. 鼻息肉——18 号片(Nasal Polyp)

观察要求:浆细胞和淋巴细胞的形态特点。

5. 纤维素性炎(白喉)——19 号片(Fibrinous Inflammation)(Diphtheria)

观察要点:示黏膜面的纤维素性假膜。

切片显示黏膜浅表部分的上皮细胞坏死脱落,代之以一厚层纤维素渗出物(假膜),高倍镜下见假膜主要由纤维素细丝交织而成,其间网罗中性白细胞及上皮细胞的碎屑,黏膜及黏膜下层有显著充血、水肿及灶性出血,并有中性白细胞及单核细胞浸润。

6. 肺脓肿——21 号片(Abscess of Lung)

观察要点:肉眼见组织内一圆形病灶,镜下见此病灶内原有的肺组织已被破坏,积集以大量中性白细胞及脓细胞,周围肺组织充血,肺泡壁内有中量炎细胞浸润,主要为中性白细胞,此外,尚有多量纤维素沉积。

7. 结核肉芽肿——23号片(Tuberculous Granuloma)

观察要点:切片示多个散在结节状病灶,由类上皮细胞,多核巨细胞和淋巴细胞所构成的。典型病变,主要为类上皮细胞,中央为多核郎罕巨细胞,周围为淋巴细胞所围绕。

8. 异物肉芽肿——24号切片(Foreign Body Granuloma)

观察要点:肠壁内丝线或脂类异物,周围有多核巨细胞围绕,此种多核巨细胞的细胞排列紊乱,称异物巨细胞(和前述郎罕细胞比较),部分异物细胞内吞噬有异物。

思 考 题

1. 根据标本和切片所见，病理上如何诊断炎症？

2. 分别从病变的形态和后果比较：

(1) 浆膜的纤维蛋白性炎及黏膜的纤维白性炎；

(2) 脓肿及蜂窝组织性炎症；

(3) 急性炎及慢性炎。

3. 炎症病灶的愈合形式有哪几种形式？由哪些因素所决定？

4. 浆膜腔的渗出物可有哪些后果？与黏膜的渗出物的后果有何区别？

5. 绘图说明结核性肉芽肿的形态特征。

第五章 肿 瘤

一、肿瘤的生长方式与扩散方式、肿瘤的良性和恶性

本章所述的大体标本和组织切片见表 5-1 所示。

表 5-1　　　　　　　　肿瘤之大体标本和组织切片

大体标本	组织切片
1. 皮肤乳头状瘤	1. 皮肤乳头状瘤
2. 食管癌	2. 食管鳞状细胞癌
3. 肠腺瘤	3. 肠腺瘤
4. 肠（或胃）腺癌	4. 肠腺癌
5. 甲状腺腺瘤	5. 淋巴结转移性鳞癌
6. 甲状腺腺癌	
7. 纤维瘤	
8. 纤维肉瘤	
9. 乳房癌腋窝淋巴结转移	
10. 肺转移性癌	
11. 肝转移性癌	
12. 横隔（或腹膜）转移性癌	

（一）目的要求

根据对标本和切片的观察加深对肿瘤异型性的理解。掌握肿瘤的生长方式与扩散方式。从肿瘤的组织分化、生长方式、生长速度、有无转移以及对机体的危害性等各个方面比较良性肿瘤和恶性肿瘤的特点，同时理解良性肿瘤与恶性肿瘤区别的相对性。

（二）大体标本

1. 乳头状瘤和鳞形细胞癌

（1）皮肤乳头状瘤（Papilloma of Skin）

肿瘤突出于皮肤表面，外形似桑果，肿瘤基底部有蒂，可活动（无浸润现象）（临床病史长，肿瘤生长缓慢）。

（2）食管癌（Carcinoma of Esophagus）

肿瘤在食管壁内浸润性生长，累及食管壁的全周或大部分，使食管壁变厚，管腔变窄，切面上癌组织为灰白色，浸透肌层，达食管外膜。

2. 肠腺瘤和肠腺癌

（1）肠腺瘤（Adenoma of Intestine）

肿瘤突出于肠黏膜表面，呈息肉状生长，基底部有细长之蒂与肠壁相连，可活动。周围肠壁光滑。

（2）肠（或胃）腺癌（Adenocarcinoma of Intestine or Stomach）

肿瘤呈蕈伞状或浸润性生长，表面均有坏死（为什么）基底宽。肿瘤切面灰白色呈蟹足状向周围组织浸润，边界不清（浸润性生长）。有的标本中可以见到局部淋巴结肿大，切面灰白色。

部分胃腺癌标本呈溃疡型生长，癌组织坏死脱落，形成溃疡。溃疡一般较大，边缘不清楚，多呈皿状。有的边缘隆起，如火山喷状，溃疡底部凹凸不平。

（3）甲状腺腺瘤（Adenoma of Thyroid）

肿瘤呈球形，边界清楚，包膜完整，切面灰白色。有时肿瘤常并发出血、坏死、囊性变、纤维化等继发改变。

（4）甲状腺腺癌（Adenocarcinoma of Thyroid）

肿瘤灰白色，略呈圆形，边界不清，未见包膜。

3. 纤维瘤和纤维肉瘤

（1）纤维瘤（Fibroma）

肿瘤呈球形，边界清楚，有包膜（膨胀性生长），切面形态呈纤维条索状（组织分化成熟）。

（2）纤维肉瘤（Fibrosarcoma）

肿瘤边界尚清楚有何可见假包膜（为什么），但无完整包膜，切面呈粉红色或灰白色鱼肉状，不见典型的纤维条索（细胞丰富，组织分化差），部分区域有黏液样变性（生长快，组织变性）（本例临床上肿瘤生长迅速，且有复发史）。

4. 恶性肿瘤的转移

（1）乳房癌腋窝淋巴结转移（淋巴道转移）（Axillary Lymphnode Metastasis of Breast Carcinoma）（Lymphatobenous Metastasis）

乳癌根治标本，除见乳房内有呈浸润性生长之乳癌病灶外，腋窝淋巴明显肿大，切面灰白色，部分区域有黄色之坏死灶（切片证实淋巴结内有乳房腺癌组织）。

（2）肺转移性癌（血道转移）（Metastatic Carcinoma of Lung）（Hematogenous Metastasis）

肺表面及切面有多个散在分布的球形肿瘤结节，分界清楚，但无包膜形成。

（3）肝转移性胃癌（Metastatic Gastric Adenocarcinoma of Liver）

肝脏切面见多个球形结节，分界清楚，肿瘤中央可坏死出血，靠近包膜之肿瘤结节中央可见脐"凹"。

（4）横隔（或腹膜）转移性癌（Metastatic Carcinoma of Diaphragm or Peritoneum）（种植性转移，Transcoelomic Metastasis）

横隔（腹膜）面有散在分布的大小不等的球形结节，肿瘤组织灰白色，质脆，部分区域有坏死出血。

（三）组织切片

1. 皮肤乳头状瘤——26号切片（Papilloma of Skin）

复层鳞状上皮细胞明显增生，层次增加，于表面形成乳头状突起，向真皮层形成粗大之钉突（上皮脚）。各层细胞排列整齐，形态与正常鳞形细胞相似，可见角化及细胞间桥（组织分化成熟）。基底膜完整（无浸润性生长）。间质有结缔组织和丰富的血管、淋巴管。

2. 食管鳞形细胞癌——27 号切片（Squamous Cell Carcinoma of Esophagus）

部分正常黏膜鳞状上皮被增生之瘤组织替代。瘤组织排列成片状、团块状，由结缔组织分隔。瘤细胞多角形，大小不一，核大而失去极性，染色质多而分布不均匀，核仁清楚，分裂相易见。部分区域尚见到瘤细胞间之间桥与角化（角化珠形成）。部分癌组织已浸润到肌层（以上变化可与周围之复层鳞形上皮对比）。

3. 肠腺瘤——28 号切片（Adenoma of Intestine）

结肠黏膜增生呈息肉状，肿瘤内有多量大小不等形态多样的腺体。腺上皮细胞柱形、排列整齐、有分泌现象，细胞核小、位于基底，与正常结肠腺体无明显差异，肿瘤有蒂与肠壁相连，周围肠壁结构完好。

4. 肠腺癌——29 号切片（Adenocarcinoma of Intestine）

部分肠黏膜为癌组织取代，肿瘤呈腺管状排列，并浸润黏膜下层或肌层。瘤细胞柱形或立方形，大小不一，形态各异，细胞核大染色深，失去极性，可见一定量核分裂相。瘤组织间有纤维间隔。这些形态可与周围正常腺体上皮作比较（注：本切片内见血吸虫卵沉积）。

5. 淋巴结转移性鳞癌——30 号切片（Lymphatic Metastasis of Squamous Cell Carcinoma）

切片显示淋巴结组织，其部分区域为片状瘤组织所取代，瘤细胞大小不一，形态各异。细胞核大，深染，可见核分裂相。部分区域尚可见角化和细胞间桥。

思 考 题

1. 在切片中、肿瘤的异型性体现在哪些方面？

2. 如何区别肿瘤的良恶性？在观察上述标本后，你得到了哪些启示？

3. 体表的肿瘤如何通过询问病史和体格检查以初步确定它是良性还是恶性？

4. 良性肿瘤和恶性肿瘤对机体危害是什么？

5. 什么叫肿瘤转移？常见肿瘤转移的方式有哪些？

6. 转移性肿瘤与原发性肿瘤有何异同？其特点是什么？

7. 认识肿瘤转移的规律有什么实际意义？

8. 画图说明肠腺癌与肠腺瘤的区别。

二、常见肿瘤分类和命名、癌和肉瘤的区别

本章所述的大体标本和组织切片见表5-2所示。

表5-2　　　　　肿瘤之大体标本和组织切片(序号接表5-1)

大体标本	组织切片
13. 卵巢黏液性囊腺瘤	6. 平滑肌瘤
14. 卵巢浆液性乳头状囊腺瘤	7. 平滑肌肉瘤
15. 子宫颈癌	8. 骨肉瘤
16. 膀胱乳头状移行细胞癌	
17. 乳房癌	
18. 脂肪瘤	
19. 子宫平滑肌瘤	
20. 平滑肌肉瘤	
21. 骨肉瘤	
22. 卵巢畸胎瘤	
23. 水泡状胎块	
24. 子宫绒毛膜上皮癌	
25. 脑膜瘤	

（一）目的要求

了解常见肿瘤的分类命名原则以及癌和肉瘤在形态上的区别（标本和切片，一部分在上一节已描述，一部分将在各系统疾病中学习，故本章不重复赘述）。

（二）大体标本

1. 上皮性肿瘤

（1）卵巢黏液性囊腺瘤（Mucinous Cystadenoma of Ovary）

肿瘤大，包膜完整，外壁光滑，切面见多房性囊，囊内有黏液性物质。卵巢组织几乎全被肿瘤占据。

（2）卵巢浆液性乳头状囊腺瘤（Papillary Serous Cystadenoma of Ovary）

肿瘤大，包膜完整，外壁光滑，切面见肿瘤多房性，囊内有大量增生之小乳头（增生的乳头易癌变）及浆液（已流失）。

（3）子宫颈癌（Carcinoma of Uterine Cervix）

肿瘤略呈菜花状生长，表面有溃疡形成，肿瘤切面灰白色，质坚与周围组织无明显界线。

（4）膀胱乳头状移行细胞癌（Papillary Transitional Cell Carcinoma of Bladder）

肿瘤向表面突起，呈乳头状或绒毛状，瘤组织切面灰白色，基底宽，呈浸润性生长，肿瘤部分区域可见坏死出血。

（5）乳房癌（Breast Carcinoma）

肿瘤切面灰白色，组织质密，其内可见黄色点状坏死灶，肿瘤边界不清呈蟹足状向周围组织浸润。

2. 间叶组织肿瘤

（1）脂肪瘤（Lipoma）

肿瘤外观分叶状，包膜完整，切面为黄色脂肪组织，内有纤细之纤维结缔组织间隔。

（2）子宫平滑肌瘤（Leiomyoma of Uterus）

子宫肌壁间，内膜下或浆膜下可见一个或多个大小不等的球形肿瘤，分界清楚，可见肌纤维排列成旋涡状，部分可有黏液样变性。

（3）平滑肌肉瘤（Leiomyosarcoma of Uterus）

肿瘤成球形，边界清楚，无包膜，切面呈灰白颜色，组织均质，湿润，呈鱼肉状。

（4）骨肉瘤（Osteosarcoma）

胫骨上端梭形灰白色肿块，肿块破坏骨皮质，突出于膜下并累及骨髓腔，肿瘤组织广泛浸润。

3. 其他肿瘤

（1）卵巢囊性畸胎瘤（Cystic Teratoma of Ovary）

卵巢异常肿大，包膜尚完整，切面上见一大囊肿，内壁大部分尚光滑，囊内积有大量油腻的油脂样物并混有毛发，一侧囊壁上见有一不规则形之结节，上附有牙齿、毛发。

（2）水泡状胎块（Hydatidiform Mole）

子宫腔扩大，内充满大小不等之透明水泡，形成一串葡萄状结构。

（3）子宫绒毛膜上皮癌

子宫增大，宫腔壁有坏死，出血之肿块，其中有灰白色之肿瘤组织。

（4）脑膜瘤（Meningioma）

肿瘤起源于脑膜，边界清楚，呈球形，切面灰白色，附近脑组织受压迫。

（三）组织切片

1. 平滑肌瘤——32号切片（Leiomyoma）

肿瘤有包膜，细胞呈编织状排列，瘤细胞异型性小，仍保留短棒状形态。

2. 平滑肌肉瘤——31号切片（Leiomyosarcoma）

肿瘤无明显包膜，细胞丰富，弥散分布。成束交叉排列，（肿瘤实质与间质分界不清）间质内血管丰富，瘤细胞呈梭形，胞浆少，核大，染色质密集，可见核分裂相。

3. 骨肉瘤——77号切片（Osteosarcoma）

①瘤细胞呈显著的多形性及异型性，大小形状不等，卵圆形、梭形或多边形。核大深染，核分裂象多见，可见单核或多核瘤巨细胞；②瘤细胞之间可见同质化淡红染的骨样基质及小片状或条索状的肿瘤性骨样组织；③骨样组织钙化形成排列杂乱、形态极不规则的肿瘤性骨样组织。

思　考　题

1. 肿瘤可分哪几类？如何命名？请举例说明之。

2. 我国男女最常见的恶性肿瘤有哪些？儿童中最常见的恶性肿瘤又有哪些？

3. 试举出 5 个恶性肿瘤的完整命名（包括组织来源、巨体型别、镜下分型、分级等）。

4. 在病理形态学上，癌与肉瘤的区别是什么？

5. 从理论出发，怎样从组织学（显微镜下）诊断癌？

第六章　心血管系统疾病

本章所述的大体标本和组织切片见表 6 所示。

表 6　　　**心血管系统疾病之大体标本和组织切片**

大体标本	组织切片
1. 急性风湿性心内膜炎	1. 急性风湿性心肌炎
2. 慢性风湿性心脏病（二尖瓣病变）	2. 主动脉粥样硬化（早期病变）
3. 亚急性细菌性心内膜炎	3. 主动脉粥样硬化（晚期病变）
4. 高血压性心脏病（向心性肥大）	4. 肾细动脉硬化及细颗粒肾
5. 高血压性心脏病（远心性肥大）	5. 高血压性心肌肥大
6. 高血压性脑出血	
7. 细动脉硬化性固缩肾	
8. 主动脉粥样硬化（早期病变）	
9. 主动脉粥样硬化（晚期病变）	
10. 冠状动脉粥样硬化	
11. 心肌梗死	

（一）目的要求

1. 掌握风湿病和风湿性心脏病基本病理变化及发展后果。

2. 掌握慢性心瓣膜病的基本类型并理解其临床表现。

3. 熟悉细菌性心内膜炎的一般病理变化，明确它与风湿性心内膜炎的区别及相互关系。

4. 掌握高血压的基本病理变化及其在心、脑、肾等重要脏器引起的变化和可能后果。

5. 掌握动脉粥样硬化的病变特点及其在各种器官，尤其是心、脑、肾引起的后果。

（二）大体标本

1. **急性风湿性心内膜炎（Acute Rheumatic Endocarditis）**

沿二尖瓣闭锁缘可见多数成行排列的颗粒状赘生物，针头大或粟粒大，灰白色，质地坚实不易脱落，瓣膜无明显增厚，腱索未增粗，心肌、心外膜未见明显改变。请考虑赘生物的本质是什么（图 6-1）。

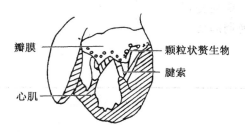

图 6-1 急性风湿性心内膜炎-心脏左心室冠状切面模式图

2. **慢性风湿性心脏病（二尖瓣病变）（Chronic Rheumatic Heart Disease）**

二尖瓣瓣膜纤维化增厚，变形，无光泽，质较硬，无弹性，瓣叶联合处互相粘连，二尖瓣口径变小，即为二尖瓣狭窄。从心房向心室方向，可见二尖瓣口径高度狭窄呈鱼口状，自瓣膜环往下则呈漏斗状，二尖瓣的腱索明显增厚、缩短，把瓣膜向下牵拉，即为二尖瓣闭锁不全。

3. **亚急性细菌性心内膜炎（Subacute Bacterial Endocarditis）**

二尖瓣或主动脉瓣上有黄褐色或灰棕色的赘生物，大小中等，质较松脆，易脱落可造成瓣膜穿孔。瓣膜轻到中度增厚。

4. 高血压性心脏病（向心性肥大）（Hypertensive Heart Disease）（Concentric hypertrophy）

心脏体积增大（比死者右拳为大），重量增加，左室壁增厚，达 1.5 cm（正常约 1 cm）。乳头肌圆而粗壮，但左室心腔未见扩张（向心性肥大）。瓣膜腱索无何病变（图 6-2）。

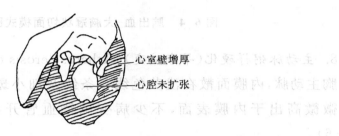

图 6-2　向心性肥大-心脏左心室冠状切面模式图

5. 高血压性心脏病（远心性肥大）（Hypertensive Heart Disease）（Eccentric Hypertrophy）

心脏外形特别增大，重量约达 800 g（正常成人心重 250 g），左心室壁亦增厚，约 1.1 cm。但左心室显著扩张，心尖钝圆，肉柱，乳头肌变扁，二尖瓣及主动脉瓣环周径变大，致瓣叶相对闭锁不全（图 6-3）。

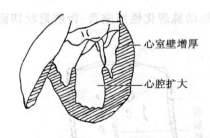

图 6-3　远心性肥大-心脏左心室冠状切面模式图

6. 高血压性脑出血（Hypertensive Intracerebral Hemorrhage）

脑组织额状切面上可见左侧内囊部位有一个血肿，左侧脑室受压变窄并向对侧移位（图 6-4）。

7. 细动脉硬化性固缩肾（Sclerosing Contracted Kidney of Arteriole）

肾脏体积缩小，重量减轻，表面呈细颗粒状。

切面皮质变薄，皮髓境界不清，小动脉壁增厚，呈哆开状态，肾盂稍扩张，黏膜光滑，肾门脂肪含量增加。

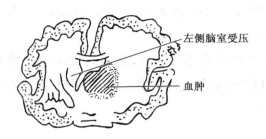

图 6-4　脑出血-大脑冠状切面模式图

8．**主动脉粥样硬化（早期病变）(Atherosclerosis of Aorta)(Early Stage)**

胸主动脉，内膜面散在浅黄色线状条纹及细小斑块（脂质条纹，粥样斑块），微微高出于内膜表面，不少病变围绕血管开口边缘存在（图 6-5，图 6-6）。

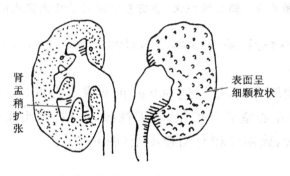

图 6-5　细动脉硬化性固缩肾-肾脏冠状切面模式图

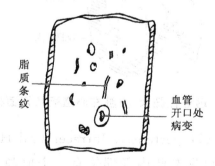

图 6-6　主动脉粥样硬化早期-主动脉剖面内膜模式图

9．**主动脉粥样硬化（晚期病变）(Atherosclerosis of Aorta)(Late Stage)**

腹主动脉，内膜面密布多数大小和形状不一的灰黄色病变，有时作球状隆起（粥样肿），多数则融合成片，中心部分钙化或折裂、溃脱形成溃疡（粥样溃疡），以致管壁僵直硬化，管腔缩小（图 6-7，图 6-8）。

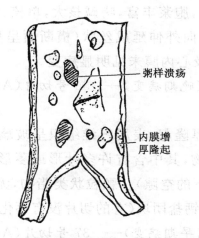

粥样溃疡

内膜增
厚隆起

图 6-7　主动脉粥样硬化晚期-主动脉剖面内膜模式图

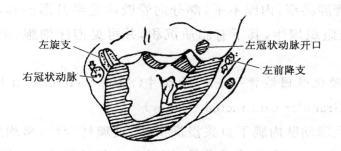

左旋支

右冠状动脉

左冠状动脉开口

左前降支

图 6-8　主动脉粥样硬化晚期-左心室肌壁冠状动脉横切面模式图

10．冠状动脉粥样硬化(Coronary Atherosclerosis)

注意在心房室后处找到左、右二冠状动脉的横断面,管壁呈半月形增厚,增厚局部显示内膜下沉积的灰黄色粥样物,管腔狭窄。心脏的背侧面透过心外膜可见冠状动脉的回旋枝及前降枝,粗细不均,曲屈蛇行。

11．心肌梗死(Myocardial infarction)

左室前壁可见到梗死灶,梗死灶大小不一,形状不规则,灰黄色无光泽。较陈旧的梗死灶已纤维化而呈灰白色。坏死区心肌变薄。

(三) 组织切片

1．急性风湿性心肌炎——34 号切片(Acute Rheumatic Myocarditis)

注意在心肌间质内,常在小血管旁,出现结节性病变,在急性期早期,有时可见局部结缔组织呈纤维素样变性(胶原纤维肿胀,断裂,解离)黏液样物质蓄积。其中可见淋巴球、单核细胞及阿少夫细胞的浸润与堆聚。阿少夫细胞胞体大,圆形或多边形,胞浆丰富,嗜碱核大,单核、双核或多核,核膜清楚,染色质常浓集于中心,并向外伸延成丝状(横断面呈鸟眼样),有的核呈长条形作毛虫状。心肌纤维及心内膜未见明显病变。

2. 主动脉粥样硬化(晚期病变)——36 号切片(Atherosclerosis of Aorta)(Late Stage)

主动脉内膜局部增厚隆起,表层纤维组织呈玻璃样变性,其下可见一片淡伊红色无结构的沉积物,其中含有许多针形或菱形空隙(为胆固醇结晶在制片时被溶去以后所留下的空隙)。颗粒状类脂物,无定形的蛋白性物质(粉染者)以及染成紫蓝色的钙盐团块(有的切片没有钙化),中膜肌层萎缩。

3. 主动脉粥样硬化(早期病变)——37 号切片(Atherosclerosis of Aorta)(Early Stage)

冠状动脉管腔狭窄,内膜不平,部分向管腔内呈半月形突起,突起部分的内膜增厚,纤维组织增生,其下有脂质沉积,并可见泡沫细胞(思考泡沫细胞的来源)。

4. 细动脉硬化性固缩肾——38 号切片(Atherosclerosis of Kidney Arteriole and Fine Granular Contracted Kidney)

肾小球之入球动脉内膜下血浆浸润沉积,玻璃样变性,呈均质粉染,致管壁增厚,管腔狭窄,一部分肾小球萎缩,以致整个纤维性变,玻璃样变,形成所谓"玻璃球"状,附近肾曲管萎缩或消失,部分肾小球则代偿肥大,邻近肾小管亦扩张,肾小管腔内可见均质伊红色的蛋白管型。间质内纤维组织增生,淋巴细胞浸润。

5. 高血压性心肌肥大——39 号切片(Hypertensive Hypertrophy of Heart)

心肌纤维肥大,密集,肌浆丰富,核增大,深染,两端变钝。视野放暗可见肌原纤维较明显。部分区心肌纤维间隙变宽,充以纤维组织。

思　考　题

1. 风湿性心内膜炎、心肌炎及心外膜炎三者在病理变化及可能造成的后果上各有何不同？

2. 风湿性心内膜炎与细菌性心内膜炎在病变、病因、临床表现及后果上各有何差异？

3. 什么是原发性高血压病的基本病变？这种病变是原发的还是继发的？最容易在哪些脏器中见到？

4. 何谓高血压性心脏病？随着高血压病的继续发展，心脏从代偿到失代偿的病理机制是什么？心脏都有哪些病理变化？

5. 你怎样以镜下的变化说明细动脉硬化性肾硬变的大体形态表现？

6. 动脉粥样硬化主要发生在哪些类型的动脉？其基本病变从开始到严重发展都有哪些形态表现？

7. 冠状动脉粥样硬化的病变有何特点？可引起哪些严重后果？

8. 冠心病的临床病理分型有哪些？

第七章　呼吸系统疾病

本章所述的大体标本和组织切片见表 7 所示。

表 7　　　　　心血管系统疾病之大体标本和组织切片

大体标本	组织切片
1. 肺气肿	1. 慢性支气管炎
2. 支气管扩张症	2. 肺气肿
3. 支气管扩张症（塑料灌注模型）	3. 支气管扩张症
4. 慢性肺原性心脏病	4. 大叶性肺炎（渗出性炎）
5. 大叶性肺炎	5. 小叶性肺炎（化脓性炎）
6. 小叶性肺炎	6. 矽肺
7. 煤矽肺	7. 肺癌
8. 矽肺	
9. 肺癌（中央性）	
10. 肺癌（周围性）	

（一）目的要求

1. 掌握慢性支气管炎、肺气肿、支气管扩张及肺心病的形态特征及其在形态发生学上的联系。

2. 掌握大叶性肺炎和小叶性肺炎的病理形态学特征并理解它们在病因、发病原理和临床表现上的不同。

3. 掌握矽肺的基本病理变化。

4. 掌握肺癌的病理类型。

（二）大体标本

1. 肺气肿（Emphysema of Lung）

肺容积显著膨大，弹性下降，边缘钝圆。有的标本切面见肺呈弥散性囊泡状，大小不一，作蜂窝样。有的互相融合成巨大囊腔，囊壁甚菲薄，故边缘者极易发生自发破裂，此为囊泡型；有的标本切面见末梢呼吸道呈弥散性比较均一的小泡状扩张，累及全叶，呈海绵样，为全小叶型。肺组织色灰白，失去弹性，支气管未见扩张。

2. 支气管扩张症（Bronchiectasis）

支气管呈柱状及囊状扩张，囊腔直径达 1～2 cm，彼此密集，并延伸到胸膜下，管壁纤维性增厚，内壁黏膜增厚形成皱襞。周围肺组织不同程度萎缩、纤维化。胸膜纤维性粘连，注意观察这些扩张的支气管都是支气管系统的哪一级。

3. 支气管扩张（塑料灌注模型）（Bronchiectasis）（Model）

由之理解支气管扩张时支气管树严重扩张的状态。

4. 慢性肺原性心脏病（Chronic Pulmonary Heart Disease）

心脏肥大，呈球形，心尖钝圆，主要为右心室壁显著肥厚，超过 5 mm，右心室腔扩张，尤以肺动脉圆锥部为明显。各瓣膜无明显病变，左心房室腔及肌壁尚无明显变化。

5. 大叶性肺炎

病变肺叶体积增大饱满，切面灰黄色，质实如肝，病变均匀一致，胸膜表面有少量纤维蛋白渗出（图 7-1）。

6. 小叶性肺炎（Lobular Pneumonia）

肺的切面上有簇状散在分布不规则的灰黄色实化灶，病灶大小不一，边界不清，个别区域有融合之趋向。部分实化灶内可见小支气管开口（图 7-2）。

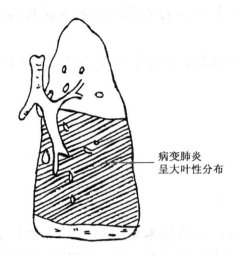

病变肺炎呈大叶性分布

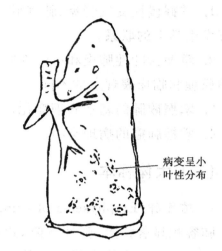

病变呈小叶性分布

图 7-1　大叶性肺炎左肺冠状切面模式图　图 7-2　小叶性肺炎左肺冠状切面模式图

7．煤矽肺（Anthraco-Silicosis）

肺切面、质致密，呈石板样，黑色炭斑，遍布全肺。肺门淋巴结肿大，注意在淋巴结黑色的背景上可见青灰色、针头大的结节散在（融合性矽结节），肺组织内的结节则为大量炭斑所掩盖而不易观察（请对照切片）。炭斑与矽结节周围常见代偿性肺气肿，胸膜纤维性增厚。

8．矽肺（Silicosis）

肺切面大部区域纤维组织增加，呈灰白色云雾状，质地致密，在此背景上，散在分布针头大小的灰白色透明小点（矽结节），余肺呈气肿状。

9．肺癌（中央型）（Carcinoma of Lung）（Central Type）

肺切面示近肺门部一巨大瘤块，灰白色，质坚实，边缘不整，支气管被包埋在内，支气管腔狭窄阻塞，黏膜呈不规则颗粒状。肺门淋巴结肿大，多互相融合，切面呈磁白色，肿瘤以外肺组织有时并存肺炎（图 7-3）。

10．肺癌（Carcinoma of Lung）（周围型，Periphery Type）

在肺的周边部可看到呈结节状或球状的癌块，

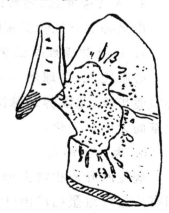

图 7-3　肺癌左肺冠状切面模式图

切面呈灰白色,无包膜,部分标本癌块中央有坏死。

(三)组织切片

1. 慢性支气管炎——40 号切片(Chronic Bronchitis)

片中见支气管假复层柱状上皮纤毛粘连倒伏,有的上皮细胞变性坏死、脱落,有的部分出现较多的黏液细胞,管腔内含有大量脓性黏液性分泌物,黏膜下黏液腺增生,平滑肌束离断、萎缩,大量淋巴细胞,单核细胞浸润,周围软骨片亦显萎缩或钙化。外围肺泡萎缩、纤维化,慢性炎细胞浸润,示支气管周围炎(老慢支咳嗽、咳痰的病理基础是什么)。

2. 肺气肿——41 号切片(Emphysema of Lung)

肺泡膨胀或互相融合成囊腔,间隔变窄断裂,间孔扩大,肺泡壁毛细血管床数目显著减少(肺肌型小动脉中层肥厚,内膜纤维性增生)(狭义的肺气肿概念是什么)。

注意理解这些变化与肺动脉高压发生间的关系。

3. 支气管扩张症——42 号切片(Bronchiectasis)

切片可见支气管腔不规则扩张,黏膜水肿,有多数皱褶形成,纤毛柱状上皮细胞减少,而杯状细胞增多,管壁平滑肌及弹力纤维被破坏,大量慢性炎症细胞浸润,毛细血管增生、充血,纤维细胞增生、形成肉芽样组织。周围肺组织广泛纤维化、萎缩、实变。

4. 大叶性肺炎——43 号切片(Lobar Pneumonia)

切片显示所有肺泡弥散一致为大量中性白细胞及纤维素性渗出物所充塞。纤维素丝穿过肺泡间孔而互相连接,渗出物中红细胞已近消失,巨噬细胞的出现亦不多,在稍晚纤维素减少的切片中,巨噬细胞增多。肺泡壁毛细血管受压萎瘪,故使大体标本呈贫血样。

5. 小叶性肺炎——44 号切片(Lobular Pneumonia)

病变常围绕细支气管,呈灶性分布,支气管壁充血水肿,有多量中性白细胞和少量单核细胞浸润,上皮细胞部分被毁脱落,形成柱状上皮条索,混杂于支气管腔内的炎性渗出物中。支气管周围之肺泡腔内有以中性白细胞为主,以及少量单核细胞和纤维素的渗出,部分肺组织破坏形成微小脓肿。其余部位肺泡壁的毛细血管扩张充血。

6. 矽肺——45 号切片(Silicosis)

肺组织中散在多数结节性病变,这些结节都由胶原纤维作同心圆性包绕而成,多数已呈玻璃样变性(玻璃样结节),几个结节常融合而成一个结节。少数结节则为含有矽尘的巨噬细胞层层包绕一小血管而成(细胞性结节),结节之间的肺组织常有轻度的肺气肿现象。

7. 肺癌(鳞状细胞癌)——46 号切片(Squamous Cell Carcinoma of Lung)

癌组织呈巢状排列,由结缔组织分隔。癌细胞多角形,大小不一,核染色质多而分布不均匀,核仁清楚,分裂相易见。部分区域尚可见癌组织间之细胞间桥和角化。另外可见肿瘤组织中发生多处坏死呈伊红色无结构状。

思 考 题

1. 从肺气肿、支气管扩张的镜下所见,怎样理解这些病变继续发展时将发生肺动脉高压及肺心病?除此之外,还有哪些肺部疾病?根据什么理由亦可能引起肺心病?

2. 大叶性肺炎与小叶性肺炎在病理变化上截然不同是决定于哪些病因与发病学因素?

3. 根据在大叶性肺炎时所见的病理变化,应该出现哪些症状和体征?

4. 从矽肺的病理变化如何理解它可能影响肺功能以及引起肺动脉高压和肺源性心脏病?

呼吸系统疾病病例讨论

(一) 病史摘要

王某,女性,30 岁,因不规则持续发热半年,于 1973 年 4 月 1 日入院。患者于半年前即经常发热,皮肤有时出现瘀点。同时感觉胸闷气短、全身乏力并进行性贫血,入院前 2 d 出现高热、呼吸困难、咳嗽吐痰,但仍能平卧。既往有风湿性心脏病史。

查体:见患者甚消瘦、苍白、皮肤散在少数瘀点,两肺中下部可闻及小水泡音,二尖瓣区可闻双期杂音,脾脏肋下一指。白细胞 15/L,中性 90%。

入院后积极治疗,体温似较平稳,呼吸困难、咳嗽、吐痰有所缓解。于 4 月 10 日突觉左侧肾区剧痛,尿内出现红细胞。25 日又突发心前区剧裂绞痛,心跳停搏,血压不可测及,随之呼吸停止;经抢救无效死亡。

(二) 尸体解剖检查所见

女性尸体,甚消瘦、黏膜苍白、皮肤可见瘀点散在。

1. 心脏:重 350 g(正常约 250 g),外形显示在左心房、室扩张、肥大,剪开冠状动脉发现左枝主干部分为一栓子所栓塞。剖开心脏,见二尖瓣瓣膜纤维性增厚、变硬,瓣页粘连,瓣膜口质脆的菜花状赘生物。此外,在瓣膜的闭锁缘上还隐约可见一些小米粒大、灰白色赘生物,不易剥脱。腱索变粗、缩短,心肌无肉眼可见的梗死区。镜检:菜花状赘生物由多量纤维素团块及血小板所组成,其中含有菌落,底部则有成纤维细胞增生和炎细胞浸润。瓣页闭锁缘的细小赘生物已见明显纤维化,心肌及间质无明显病变。

2. 肺脏:两肺下叶表面及切片可见散在的米粒至花生米大、灰白色病灶,病灶周围组织较疏松。镜检病变:以细支气管为中心,并累及所属的小叶肺泡。在支气管腔及肺泡腔内有多量中性白细胞渗出及脱落的上皮细胞,少量浆液、纤维素、红细胞。支气管壁和肺泡间质出现充血、水肿及中性白细胞浸润。周围肺组织有的轻度肺水肿,有的呈肺气肿改变。

3. 脾脏:重 270 g(正常约 150 g),包膜紧张,颜色暗红,质地甚软,切面外翻,脾髓极易刮下。镜检:脾窦扩张充血,脾巨噬细胞高度增生,并有多量中性白细胞浸润。

4. 肾脏:体积稍增大,右肾切面见上极有一个三角形的灰黄色病变,底部朝外,边界清楚,周边有出血带。镜下:见三角形灰黄色病变区细胞均已坏死,细胞核消失,但组织结构轮廓尚存,边缘有多数白细胞浸润,其外侧为出血、充血带。

(三) 请分析讨论下列问题

1. 作出各个脏器的病理诊断;

2. 简单分析各有关病变之间的因果关系。

第八章 消化系统疾病

本章所述的大体标本和组织切片见表 8 所示。

表 8 消化系统疾病之大体标本和组织切片

大体标本	组织切片
1. 慢性萎缩性胃炎	1. 慢性萎缩性胃炎并肠化
2. 慢性胃溃疡	2. 慢性胃溃疡
3. 十二指肠溃疡	3. 急性蜂窝织性阑尾炎
4. 急性化脓性阑尾炎	4. 急性重型病毒性肝炎
5. 急性重型肝炎	5. 亚急性重型病毒性肝炎
6. 亚急性重型肝炎	6. 门脉性肝硬变
7. 门脉性肝硬变	7. 坏死后性肝硬变
8. 坏死后性肝硬变	8. 肝细胞型肝癌
9. 食管癌	9. 结肠黏液腺癌
10. 肝癌	

（一）目的要求

1. 掌握胃炎、胃溃疡、阑尾炎的病变特点，并理解其可能的并发症。
2. 掌握各型病毒性肝炎的病变特点，发展后果并理解其临床表现。
3. 掌握各型肝硬变的病变特点，理解其发生、发展和后果。

（二）大体标本

1. **慢性萎缩性胃炎**（Chronic Atrophic Gastritis）

胃标本沿大弯剪开，见胃窦部黏膜变薄，胃小区大小不一，界沟紊乱，有些部分黏膜呈颗粒状，甚或作梅花样突起，体部黏膜小区大小形状比较均匀，皱襞如常，如胃窦部病变区域分界常较明显。

2. **慢性胃溃疡**（Chronic Gastric Ulcer）

常为手术次全切除胃标本，多在胃小弯窦体交界处，可见一溃疡型缺损，略呈圆形，直径常<2 cm，边缘平坦、规整、侧壁稍潜掘，溃疡深度多达肌层，底部平坦被有薄层坏死组织，溃疡周围黏膜皱襞略作放射状向溃疡边缘聚集（图8-1）。

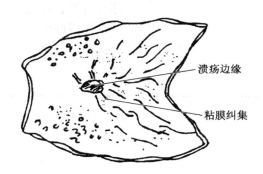

溃疡边缘

粘膜纠集

图8-1　慢性胃溃疡-胃大部切除切开模式图

3. **十二指肠溃疡**（Duodenal Ulcer）

十二指肠球部可见一个类圆形溃疡，相对胃溃疡常较小而浅，且不规则。

4. **急性化脓性阑尾炎**（Acute Suppurative Appendicitis）

早期的急性单纯性阑尾炎，常仅表现为轻度肿胀，浆膜面充血；到急性蜂窝织炎性阑尾炎（急性化脓性阑尾炎），阑尾显著肿胀，浆膜高度充血，表面覆以纤维素性脓性渗出物；急性坏疽性阑尾炎，阑尾常呈暗红或黑绿色，常伴穿孔。

5．急性重型肝炎（急性黄色肝萎缩）（Acute Severe Hepatitis）

肝脏体积极度缩小，尤以左叶为甚，包膜皱缩，切面黄褐色，结构模糊。

6．亚急性重型肝炎（亚急性黄色肝萎缩）（Subacute Severe Hepatitis）

肝体积缩小，呈褐绿色。表面略显高低不平，切面散在分布芝麻至黄豆大小的灰黄色或黄绿色结节，结节之间肝组织结构不清，呈萎缩状。

7．门脉性肝硬变（Portal Cirrhosis）

肝的冠状切面，肝脏体积缩小，边缘变薄，质地变硬，表面呈细结节状，切面同样可见灰黄色细结节、弥散分布，大小均匀，直径约 0.5 cm 以下，结节之间为纤维性间隔所分隔，纤维隔细窄。

8．坏死后性肝硬变（Postnecrotic Cirrhosis）

与门脉性肝硬变相比较，结节大小不一，纤维间隔宽（图 8-2）。

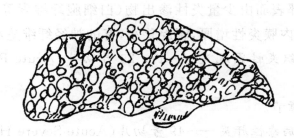

图 8-2 坏死后性肝硬变-肝冠状切面模式图

9．食管癌（Carcinoma of Esophagus）

食管癌常见食道中下段。胃癌多见于胃窦部，尤其是沿小弯侧。大肠癌以直肠最多见，其次是乙状结肠和升结肠。

根据癌肿生长方式、癌肿间质的多寡以及坏死脱落等情况，大体形态大致可分三类：

（1）息肉型或蕈伞型：癌肿浸润管壁较浅，主要向黏膜生长突出，呈外生型生长，形成较大肿块突入腔内。

（2）弥散浸润型或缩窄型：癌组织沿管壁浸润生长，伴有明显的间质结缔组织增生，管壁增厚变硬，在食管或肠管则引起管腔环形狭窄，如有胃壁弥散浸润，就形成革囊胃。

（3）溃疡型：癌组织坏死脱落形成溃疡，溃疡底部凹凸不平，溃疡的边缘在食管常常较清楚，在胃或结肠则边缘隆起如火山喷口状。

10．肝癌（Hepatocellular Carcinoma）

瘤体直径＜3 cm、数目≤2 个的原发性肝癌为早期肝癌。晚期肝癌据瘤体大小,分布等分为巨块型,多结节型和弥散型。

(三) 组织切片

1. **慢性萎缩性胃炎并肠上皮化生——47 号切片(Chronic Atrophic Gastritis with Intestinal Metaplasia)**

胃组织切片,黏膜变薄,胃黏膜固有腺体—幽门腺均萎缩,仅有少量残余。有的则作小囊状扩张,腺管上皮及小凹和表面被复上皮均已为杯状细胞和带有纹状缘的吸收细胞所取代,即肠上皮化生。胃小凹变浅或消失,间质内多量淋巴细胞、浆细胞浸润,甚至可形成淋巴滤泡。

2. **慢性胃溃疡——48 号切片(Chronic Gastric Ulcer)**

胃组织切片,可见一巨大溃疡性病变,深达肌层深部,边缘黏膜稍显增生,侧壁潜掘,底部表面由少量炎性渗出物(白细胞纤维素等)覆盖,其下取代肌组织,有的血管内膜炎性增厚,管腔狭小,有的神经纤维呈小球状增生。

3. **急性蜂窝织炎性阑尾炎——17,20 号切片(Acute Phlegmonous Appendicitis)**

请参阅炎症章节。

4. **急性重型病毒性肝炎——49 号切片(Acute Severe Hepatitis)**

肝细胞索解离,肝细胞溶解,出现以小叶中央开始,向四周扩延的弥散性大片坏死,仅小叶周边部残留部分变性的肝细胞。汇管区特别显露,描示出原来的小叶轮廓,其中有以淋巴细胞和巨噬细胞为主的炎症细胞浸润。稍晚可见小叶周边有储备细胞增生,胞核染色较深,有分化为小胆管的趋势。

5. **亚急性重型病毒性肝炎——50 号切片(Subacute Severe Hepatitis)**

与急性重型肝炎比较,坏死范围小为亚大块坏死(相当于小叶的 1/3～1/2),同时增生明显(包括残留肝细胞增生和小胆管增生)并可有胆汁淤积(胆栓),部分切片可见纤维结缔组织,增生分割肝小叶向肝硬化的过度。

6. **门脉性肝硬变——51 号切片(Portal Cirrhosis)**

肝切片,肝小叶正常结构已破坏,可见多数纤维性间隔穿插于小叶内,割裂了小叶或包绕了再生的肝细胞团块,形成"假小叶",其中肝细胞索与血窦失去了正常的放射状排列,中央静脉缺如或偏位,肝细胞有的表现为水样变性或脂肪变性,有的则体积增大,形成巨核或双核,染色加深,表示再生。纤维间隔、汇管区内尚可见淋巴细胞,大单核细胞的浸润和小胆管的增生。

7. 坏死后性肝硬变——52号切片（Postnecrotic Cirrhosis）

与门脉性肝硬变相比较，"假小叶"大小不一，形态多样，纤维间隔宽而不规则。

8. 肝细胞性肝癌——54号切片（Hepatocellular Carcinoma）

在坏死后性肝硬化背景中，可见一小团染色较深的肿瘤组织，癌细胞略作多边形，浆嗜碱，核圆、大小不一、深染、核仁明显，有的形成双核或多核，分裂像多，癌细胞呈索状或片状排列，其间为血窦所间隔，而少有纤维间质，癌灶边缘的肝细胞受挤压、萎缩。

9. 结肠黏液腺癌——56号切片（Mucinous Adenocarcinoma of Colon）

癌组织中有大片的黏液湖形成，其中有印戒细胞漂浮。

思 考 题

1. 萎缩性胃炎时形态的基本标志是什么？肠化上皮有的明显增生，黏膜甚至增厚，能说是萎缩性胃炎吗？

2. 胃溃疡和阑尾炎的发展都可能发生哪些并发症？

3. 轻型、急性重型和亚急性重型病毒性肝炎都有哪些特征性的病理变化？在临床上会各有哪些不同表现？

4. 门脉性、坏死后性和胆汁性肝硬变在形态上都有何特征？如何理解各型肝硬变的形态发生和可能出现的一系列临床表现？

5. 食管、胃、肠癌肿在大体类型上有无共性？可分为几类？它们在转移途径上各有何规律？

6. 肝硬化与肝癌的病因和发病有何联系？

7. 试比较门脉性肝硬化与坏死后性肝硬化的异同点（大体镜下）。

消化系统疾病病例讨论

（一）病史摘要

患者，男性，58岁，因上腹部疼痛，出现肿块，并有黄疸已3个月而入院，3个月来，肝区疼痛、全身乏力。厌食，恶心，有时腹泻，低热并出现黄疸且日益加深，大便色变浅，右上腹可扪及手拳大肿物。

患者既往在20年前曾因厌食、乏力、肝功低下而反复住院及疗养共5次，平常体质虚弱，10年前开始感觉腹胀，出现腹水，经住院穿刺数次，每次约2 L，色淡黄而清爽，3年前曾大量呕血，并排柏油样便1次。

此次入院后，患者经治疗后病情并无改善，死亡当天曾出现在大便之后突觉右上腹痛，续而头昏目眩，出冷汗，继而晕厥，当时检查血压已不可测量，虽经大量输血，积极抢救无效而终死亡。

（二）尸体解剖所见

1. 一般检查：老年尸体、恶病质状态，重度黄疸，浅部淋巴结均未扪及，颈部及前胸可见数个蜘蛛痣，胸膜腔，心包腔各有少量胆色性积液，腹膜腔大量积血,约 2 L。

2. 内脏检查

(1) 心及主动脉:心脏体积缩小,色暗褐,冠状动脉轻度曲屈蛇行,肌壁及瓣膜无异常,主动脉内膜可见多数黄色斑块,有的中心已形成溃疡,尤以腹主动脉为甚。

(2) 肺:急性淤血,右肺上叶有一黄豆大钙化灶,右肺下叶有 3 个直径 1~2 cm 的圆形结节,边界清楚,切面灰白色。

(3) 肝:表面呈弥散性粗结节状,大小不一,肝质地硬,褐绿色,右叶近边缘部可见一巨大肿块,约 10 cm×6 cm 大小,纵向破裂,周围附有大量凝血,肝脏切面亦呈粗结节状,肿物为巨块型,边界不清,褐黄色,中心出血、坏死。肝组织切片见小叶结构完全破坏,形成大量假小叶,纤维间隔宽阔,有不等量的慢性炎细胞浸润,小胆管增生,大量胆栓形成,肝细胞内亦有大量胆色素的沉积。肿物切片见肿物为大量体积大,多边形浆嗜碱、核圆、深染、核仁明显、分裂相多的细胞所组成,这些细胞排列成索状、片状、中间为血窦所分隔、间质稀少,周边部挤压肝组织,这种细胞有的可侵入小静脉。

(4) 脾:肿大,重 1.5 kg,被膜紧张,高度淤血。

(5) 胃、食管:胃窦部黏膜变薄,小区紊乱,有的呈颗粒状隆起胃底及食管黏膜下静脉怒张,迂回曲屈。

(6) 肠管:水肿状、壁增厚、横结肠及空肠浆膜面可见多数米粒大灰红色结节,肾脏及其他脏器无明显病变。

(7) 肝门淋巴结:切面呈灰白色,切片所见组织相如肝脏肿物,淋巴组织已完全被取代。

(三) 讨论题

1. 根据上述病变的描述,结合病史,分析各器官病变的特点,并分别作出病理诊断。

2. 根据病史及病变,讨论各病变之间的因果关系,肯定哪些是原发的,哪些是继发的,哪些又是并发的。并以此解释临床各方面的症状。

第九章　淋巴造血系统疾病

本章所述的大体标本和组织切片见表9所示。

表9　　　　　淋巴造血系统疾病之大体标本和组织切片

大体标本	组织切片
	1. 霍奇金淋巴瘤 2. 非霍奇金淋巴瘤

（一）目的要求

掌握霍奇金淋巴瘤和非霍奇金淋巴瘤的病变特点。

（二）组织切片

1. 霍奇金淋巴瘤——57 号切片（Hodgkin's Lymphoma）

淋巴结正常结构被瘤细胞所破坏，瘤细胞多样化，或见多核或单核的 R-S 细胞，细胞体积大，胞浆丰富，核大，核仁粗大而圆，呈嗜酸性，核染色质聚于核膜上，故核仁周围有透明晕；若有双核者称"镜影"细胞，是霍奇金淋巴瘤组织学诊断的重要依据。间质纤维组织和毛细血管增生。

2. 非霍奇金淋巴瘤——58 号切片（Non-Hodgkin's Lymphoma）

与霍奇金淋巴瘤相比较，瘤细胞以某一种类型为主，成分单一。

第十章　泌尿系统疾病

本章所述的大体标本和组织切片见表 10 所示。

表 10　　泌尿系统疾病之大体标本和组织切片

大体标本	组织切片
1. 急性弥漫性增生性肾小球肾炎（大红肾）	1. 急性弥漫性增生性肾小球肾炎
2. 新月体性肾小球肾炎	2. 新月体性肾小球肾炎
3. 慢性硬化性肾小球肾炎	3. 慢性硬化性肾小球肾炎
4. 膜性肾小球肾炎（大白肾）	4. 急性肾盂肾炎
5. 慢性肾盂肾炎	5. 慢性肾盂肾炎
6. 肾癌	6. 膀胱乳头状移行细胞癌
7. 膀胱癌	7. 肾透明细胞癌

（一）目的要求

1. 掌握急性弥漫性增生性肾小球肾炎和慢性硬化性肾小球肾炎的形态特征。

2. 熟悉新月体性肾小球肾炎和肾盂肾炎的形态特征。

3. 了解其他几种肾小球肾炎的形态特征。

4. 了解肾癌、膀胱癌的形态学特征。

（二）大体标本

1. 急性弥漫性增生性肾小球肾炎（Acute Diffuse Proliferative Glomerulonephritis）

肾体积增大，表面充血，色较红（大红肾），可见弥散性分布的小红点（蚤咬肾）。切面皮髓质分界尚清楚，皮质稍增厚（正常 0.5 cm），髓质显红褐色（高度淤血所致）。

2. 新月体性肾小球肾炎（Crescentic Glomerulonephritis）

肾体积肿大，颜色苍白，表面光滑，但皮质表面常有点状出血，切面见皮质增厚，结构较模糊。

3. 慢性硬化性肾小球肾炎（Chronic Sclerosing Glomerulonephritis）

肾体积明显缩小，色苍白，质地坚实。表面呈弥散细颗粒状，大小较一致（颗粒状固缩肾）。切面肾皮质薄，纹理模糊，皮髓质分界不清。个别小动脉口哆开，管壁增厚。包膜与皮质粘连，不易剥离。试与细动脉硬化肾相比较。

4. 膜性肾小球肾炎（Membranous Glomerulonephritis）

肾体积肿大，颜色苍白，呈"大白肾"状态，切面见皮质增宽，结构较模糊。

5. 慢性肾盂肾炎（Chronic Pyelonephritis）

肾体积缩小，包膜粘连，表面高低不平，有浅而不规则形凹陷区（瘢痕收缩所致），典型的呈 U 形或马鞍状，切面见凹陷处肾组织变薄，皮髓质分界及条纹不清，肾盂黏膜粗糙变厚，因瘢痕收缩而变形。试与细颗粒固缩肾比较。

6. 肾癌（Carcinoma of Kidney）

肾体积增大，切面见其上级有一圆形肿物，呈红、黄、灰白相间的多种色彩。肿瘤组织与周围肾组织分界明显。试考虑肿瘤组织的多彩状图像反映何种镜下结构。

7. 膀胱乳头状移行细胞癌（Papillary Transitional Cell Carcinoma of Bladder）

膀胱黏膜面见菜花状或乳头状突起，其基底部较宽。瘤组织切面灰白色，侵及膀胱壁。

（三）组织切片

1. 急性弥漫性毛细血管内增生性肾小球肾炎——59 号切片（Acute Diffuse Proliferative Glomerulonephritis）

弥散性病变，几乎累及所有肾小球，表现为病变肾小球体积增大，肾小球毛细血管丛细胞数明显增多。主要为毛细血管内皮细胞和系膜细胞增生肿胀；单核细胞和中性白细胞浸润。大部分肾球囊腔变窄，有的囊内可见有伊红色，结构模糊，似纤维素样物质。肾小管上皮细胞肿胀，胞浆内有红染细颗粒，管腔狭窄变形。

2. 新月体性肾小球肾炎——60 号切片（Crescentic Glomerulonephritis）

肾小球病变弥散分布。以肾球囊壁层上皮细胞增生及巨噬细胞浸润形成典型的"新月小体"为主要形态特征。部分肾小球纤维化，玻璃样变。肾曲管上皮细胞肿胀，颗粒变性，管腔内现伊红色透明管型。肾间质血管扩张，水肿及炎症细胞浸润（请考虑是否见到新月体即诊断此型肾炎）。

3. 慢性硬化性肾小球肾炎——61 号切片（Chronic Sclerosing Glomerulonephritis）

许多肾小球已完全纤维化或玻璃样变，呈伊红色无结构小球，周围相应肾小管萎缩消失，被纤维组织替代。玻璃样变的肾小球相对集中，靠拢，其中有灶性的淋巴细胞浸润。残存正常肾小球体积增大，邻近肾小管管腔扩张。部分肾小管管腔内有透明蛋白管型或颗粒管型，间质纤维组织增生，小动脉管腔变小，管壁增厚，内膜纤维化（根据镜下所见推断该肾的大体形态）。

4. 急性肾盂肾炎——62 号切片（Acute Pyelonephritis）

肾盂、肾盏黏膜高度增生，部分坏死脱落。可见中性粒细胞浸润。肾间质血管扩张充血，中性粒细胞浸润，伴脓肿形成。肾小管管腔内充满中性粒细胞，部分呈白细胞管型。肾间质血管扩张充血，中性白细胞浸润。

5. 慢性肾盂肾炎——63 号切片（Chronic Pyelonephritis）

肾组织内病灶分布不均，病变区肾小球纤维化或玻璃样变，邻近肾小管萎缩消失，纤维组织增生伴灶性炎症细胞浸润，部分肾小球囊壁增厚纤维化

（球囊周围纤维化）。而毛细血管襻相对正常，残余肾小管多数发生代偿性扩张，上皮扁平，管腔内充满伊红色、均匀的蛋白管型（状似甲状腺滤泡结构）。间质纤维组织增生，淋巴细胞和浆细胞浸润，残余完好的肾单位少数发生代偿肥大，细小动脉管壁增厚，纤维化。

6. 膀胱乳头状移行细胞癌——64 号切片（Papillary Transitional Cell Carcinoma of Bladder）

膀胱移行上皮乳头状增生，细胞层数明显增多，排列紊乱，极性消失，细胞大小不一，核增大，染色较深，尚见到少数核分裂相。

7. 肾透明细胞癌——65 号切片（Clear Cell Carcinoma of Kidney）

癌细胞排列成腺管状或弥散分布。癌细胞大致可分为透明细胞和颗粒细胞两种类型。透明细胞最多见，细胞体积大，多边形，轮廓清楚。胞浆空泡状或完全透明，具有一小而深染的核，圆形，位于细胞的边缘或中央（颗粒细胞一般较透明细胞小，呈立方形或多边形，轮廓鲜明，胞浆细颗粒状，核圆形或卵圆形淡染。间质血管扩张，部分区域有出血）。

思 考 题

1. 试述变态反应在肾小球肾炎发病机制中的作用。

2. 比较大体标本和组织切片中所见的几种肾小球肾炎的形态特点，并简要联系它们的临床表现。

3. 慢性肾小球肾炎与慢性肾盂肾炎在病理变化上有何异同？

4. 造成慢性肾功能衰竭的常见病有哪些？其病理基础有何共同点？

第十一章　生殖系统和乳腺疾病

本章所述的大体标本和组织切片见表11所示。

表 11　　　　　　生殖系统和乳腺疾病之大体标本和组织切片

大体标本	组织切片
1. 乳房纤维腺瘤	1. 乳腺癌
2. 乳腺癌	2. 子宫颈原位癌
3. 子宫颈癌	3. 绒毛膜癌
4. 葡萄胎（水泡状胎块）	4. 侵蚀性葡萄胎
5. 侵蚀性葡萄胎	
6. 绒毛膜癌	

（一）目的要求

掌握宫颈癌、乳腺癌的病理变化和扩散转移方式。熟悉葡萄胎和绒毛膜上皮癌的病理变化。

（二）大体标本

1. 乳房纤维腺瘤（Fibroadenoma of Breast）

肿瘤球形，边界清楚，有包膜，切面灰白色，隐约可见小叶结构及交叉分布之纤维条索。

2. 乳房癌（Mastocarcinoma）

肿瘤切面灰白色，组织密实，其内可见黄色点状坏死灶，肿瘤边界不清，呈蟹足状向周围组织浸润。

3. 子宫颈癌（Carcinoma of Uterine Cervix）

子宫颈外口有菜花样突起，灰褐色，质脆，表面可见出血、坏死和溃疡。

4. 水泡状胎块（Hydatidiform Mole）

子宫腔扩大，内充满大小不等之透明水泡，形如一串葡萄。子宫壁尚完好。

5. 侵蚀性葡萄胎（Invasive Hydatidiform Mole）

子宫腔内有大量水泡状胎块，有的水泡浸润至子宫肌壁内，甚至达浆膜下。

6. 子宫绒毛膜癌（Choriocarcinoma）

子宫增大，肿块位于子宫肌壁内，切面见出血坏死灶，灰白色区域即为肿瘤组织。

（三）组织切片

1. 乳腺癌——66号切片（Mastocarcinoma）

肿瘤组织呈条索状、片块状或巢状排列，其中有纤维结缔组织分隔。癌细胞体积大，胞浆多，细胞境界不清，细胞核大，呈空泡状，或见核仁。分裂相甚多，并可见不典型核分裂相。

2. 子宫颈原位癌——67号切片（Carcinoma in Situ of Uterine Cervix）

子宫颈复层鳞形上皮细胞局限性增生，增生之瘤细胞体大，形态多异，排列失极性，细胞核大，染色深，可见核分裂相。其下基底膜完整，腺体及间质均完好。

3. 绒毛膜癌——68号切片（Choriocarcinoma）

子宫肌层内有高度增生的异型性的细胞滋养层样细胞及合体滋养层样细胞构成，癌细胞呈团、片状排列，常见核分裂，不形成绒毛结构。瘤细胞间无血管和间质。肿瘤团块内及周围常伴坏死和出血。

4. 侵蚀性葡萄胎——69号切片（Invasive Hydatidiform Mole）

绒毛高度水肿，滋养叶细胞高度增生，并有一定的异型性。并侵袭到子宫肌层中。与切片68号绒毛膜癌比较，指出二者的异同。

第十二章　内分泌系统疾病

本章所述的大体标本和组织切片见表 12 所示。

表 12　　　　　　　　**内分泌系统疾病之大体标本和组织切片**

大体标本	组织切片
1. 弥慢性毒性甲状腺肿	1. 弥慢性毒性甲状腺肿
2. 弥慢性胶样甲状腺肿	2. 弥漫性胶样甲状腺肿
3. 结节性胶性甲状腺肿	3. 甲状腺腺瘤
4. 甲状腺腺瘤	4. 甲状腺乳头状腺癌
5. 甲状腺腺癌	

（一）目的要求

1. 了解甲状腺肿和甲状腺功能亢进的发病机制和病理形态特点。

2. 了解甲状腺肿瘤的病理特点。

（二）大体标本

1. 弥慢性毒性甲状腺肿（Diffuse Toxic Goiter）

甲状腺较正常为大，切面呈紫红色或灰黄色，结构致密，略呈分叶状，类似胰腺或肌肉（因滤泡内所含胶质甚少），部分标本于手术前经过碘剂治疗，则滤泡所含胶质较多，切面呈棕黄色半透明。

2. 弥慢性胶样甲状腺肿（Diffuse Colloid Goiter）

甲状腺呈弥散性肿大，质地较坚实，切面紫红色，部分呈分叶状，滤泡扩大，充满棕红色半透明胶性物质。

3. 结节性胶性甲状腺肿（Struma Gelatinosa）

甲状腺体积增大，表面凹凸不平。质地较坚实。切面见结缔组织将腺体分隔成数个大小不等棕红色结节，无明显包膜。

4. 甲状腺腺瘤（Thyroid Adenoma）

圆形肿块位于甲状腺组织内。切面灰白色，肿瘤组织与正常棕褐色的甲状腺组织分界清楚，有完整包膜。

5. 甲状腺腺癌（Thyroid Carcinoma）

甲状腺组织内见略呈圆形的灰白色肿块，边界不清，无包膜。

（三）组织切片

1. 弥慢性毒性甲状腺肿——70 号切片（Diffuse Toxic Goiter）

甲状腺滤泡呈弥散性增生，滤泡上皮立方或高柱状，核肥大位于基底部。部分滤泡上皮细胞向腔内呈乳头状突起。腔内胶质稀薄，边缘有大小不等之吸收空泡。部分滤泡腔甚小，内无或少量胶性物质。间质血管丰富，充血，并见淋巴细胞浸润。

2. 弥漫性胶样甲状腺肿——71 号切片（Diffuse Colloid Goiter）

甲状腺滤泡扩大，大小不一，滤泡内充满胶质，滤泡上皮受压变扁。

3. 甲状腺腺瘤——72 号切片（Thyroid Adenoma）

瘤细胞呈立方形，核略大，大小尚一致，形成完好的滤泡结构，部分滤泡空虚,部分滤泡内充以淡红色胶质,部分区间有出血,肿瘤外围完整而厚的纤维包膜,附近可见正常的甲状腺滤泡结构。

4. 甲状腺乳头状腺癌——73号切片(Thyroid Papillary Adenocarcinoma)

乳头突向滤泡腔或囊腔,其中央为纤维血管轴心。被覆乳头的癌细胞单层或多层,立方或低柱状,核圆形,位于细胞中央。核染色淡,染色质细,分布弥散,核仁小(毛玻璃样核),偶见分裂相。肿瘤与正常组织间无完整包膜。

思 考 题

1. 地方性甲状腺肿和甲状腺功能亢进在发病机制和病理变化上有哪些不同？

2. 甲状腺腺瘤和腺癌的形态特点有哪些？如何鉴别？

3. 结节性甲状腺肿与甲状腺瘤的鉴别点有哪些？

第十三章　神经系统疾病

本章所述的大体标本和组织切片见表13所示。

表 13　　　　　神经系统疾病之大体标本和组织切片

大体标本	组织切片
流行性脑脊髓膜炎	1. 流行性脑脊髓膜炎 2. 乙型脑炎 3. 脊髓灰质炎

（一）目的要求

1. 掌握流行性脑脊髓膜炎的病理形态特点及其临床病理联系。

2. 掌握乙型脑炎，脊髓灰质炎的病理形态特点及其临床病理联系。

（二）大体标本

流行性脑脊髓膜炎（化脓性脑膜炎）（Epidemic cerebrospinal Meningitis）

脑标本，脑膜血管高度扩张充血，脑表面覆有一层灰黄色的脓性渗出物，以脑底、大脑顶与侧面最为明显，此外可见脑回变宽，脑沟变浅。

（三）组织切片

1. 流行性脑脊髓膜炎——74 号切片（Epidemic Cerebrospinal Meningitis）

（1）蛛网膜下腔高度扩张，充满炎性渗出物，以中性白细胞为主，尚有纤维蛋白及少量淋巴细胞和单核细胞浸润。

（2）软脑膜血管高度扩张充血。

2. 乙型脑炎——75 号切片（Type-b Encephalitis）

本病为一种以变质为主的急性炎症性病变，病变主要在脑实质内，具有以下特点：

（1）变质性变化

① 神经细胞变性、坏死：表现为神经细胞肿胀，尼氏小体融解，消失，有的核亦消失。在这些变性坏死的神经细胞周围有增生的胶质细胞将其包围（称卫星现象）。有的小胶质细胞或中性白细胞进入神经细胞内（称神经细胞被噬现象或噬神经现象）。

② 软化灶形成：神经组织（包括神经细胞及其轴突，髓鞘，胶质细胞和胶质纤维）的局灶性坏死液化。切片内在脑灰质及灰白质交界处有多个筛状软化灶（为特征性病变）。

（2）血管反应

切片内脑实质可见血管扩张，血管周围有致密的淋巴细胞积聚形成圆环状（袖套状浸润或围管浸润）。

（3）增生性病变

切片示胶质细胞增生，有的呈弥散增生，有的集聚成结节状（称胶质结节）。

3. 脊髓灰质炎——76 号切片（Poliomyelitis）

脊髓前角神经细胞变性坏死，细胞结构模糊，胞浆内尼氏小体消失，核浓缩，溶解或消失，并可见小胶质细胞及中性白细胞侵入神经细胞内（神经细胞被噬现象），胶质细胞消失，少量炎症细胞浸润。软脊膜及脊髓实质内血管扩张充血，血管周围有淋巴细胞和单核细胞浸润。

思　考　题

试比较流脑、乙脑、脊灰炎的病因，病变部位，主要病理变化及可能出现的后遗症。

第十四章 传 染 病

本章所述的大体标本和组织切片见表 14 所示。

表 14 　　　　　　　　传染病之大体标本和组织切片

大体标本	组织切片
1. 肺结核原发综合病灶	1. 粟粒性肺结核
2. 急性粟粒性结核	2. 干酪性肺炎
3. 脾粟粒性结核	3. 慢性肺结核空洞
4. 干酪性肺炎	4. 淋巴结结核
5. 肺结核球	5. 结核性胸膜炎
6. 慢性纤维空洞性肺结核	6. 皮肤瘤型麻风
7. 支气管结核	7. 肠伤寒
8. 淋巴结结核	8. 细菌性痢疾
9. 肠结核(溃疡型)肠结核(增生型)	
10. 肾结核	
11. 结核性脑膜炎	
12. 肠伤寒(髓样肿胀期)	
13. 肠伤寒(溃疡期)	
14. 细菌性痢疾	

(一) 目的要求

1. 掌握结核病的基本病理变化。

2. 掌握原发性肺结核病的发生,病变特点及转归。

3. 掌握继发性肺结核病的发生,病变特点及转归。

4. 通过对肺原发结核和继发结核的病理变化比较,进一步了解结核杆菌感染中,感染、免疫和变态反应三者之间的关系。

5. 了解肺外结核病的病变特点与临床病理联系。

6. 了解麻风的主要病理形态。

7. 掌握细菌性痢疾和伤寒的病理形态特点及其临床病理联系。

(二) 大体标本

1. **肺结核原发综合征**(Primary Complex)

多数是儿童肺标本,肺组织上叶下部(或下叶上部)近胸膜处,见一圆形直径小于 1 cm 的干酪样坏死病灶,灰黄色,质地致密,干燥(若病灶陈旧,边缘可有纤维包膜),相应的支气管周围淋巴结明显肿大,干酪样坏死(结核性淋巴管炎在标本中往往不易查见)。

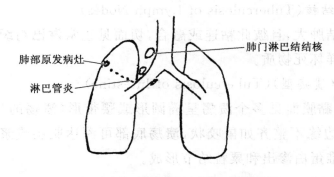

肺门淋巴结结核
肺部原发病灶
淋巴管炎

图 14-1　肺原发综合征模式图

2. **急性粟粒性肺结核**(Acute Pulmonary Miliary Tuberculosis)

两肺表面胸膜下及切面均见粟粒样灰白略带黄色的小结节,弥散均匀分布,大小一致,形态相似(若是原发肺结核的播散,还可见肺门淋巴结肿大,呈干酪样坏死)。

3. **脾粟粒性结核**(Miliary Tuberculosis of Spleen)

脾切面示粟粒样灰白色略带黄色的小结节,弥散分布,大小一致,形态相似。

4．干酪样肺炎（Caseous Pneumonia）

肺切面有散在大小不等灰黄色的不规则形干酪样坏死灶，累及一叶或是几个肺叶，部分区已彼此融合成片，部分坏死物质中央发生液化，形成边缘不齐形态不一的空洞（急性空洞）。

5．肺结核球（Tuberculoma of Lung）

肺切面见一球形干酪样病灶，直径＞2 cm，有（或无）明显包膜，病灶呈分层结构，形似洋葱皮样，层层包绕（这种分层结构是如何产生的）。

6．慢性纤维空洞性肺结核（Chronic Fibrous Cavitary Pulmonary Tuberculosis）

肺上叶见一陈旧性的厚壁空洞，空洞内壁附有干酪样坏死物，其外有较厚的纤维组织增生，附近肺组织纤维化，胸膜纤维性增厚，其肺组织尤其是肺下叶，见到大小不一、新老不等的纤维干酪样病灶多个（这些病灶与空洞的关系如何）。

7．支气管结核（Tuberculosis of Bronchi）

肺切面见局部支气管管壁增厚，黏膜面粗糙，有干酪样坏死，呈黄白色，管腔或弯曲或扩张，周围肺组织萎缩，质地致密。

8．淋巴结结核（Tuberculosis of Lymph Nodes）

一组淋巴结肿大，且彼此粘连或融合，切面见正常淋巴组织结构破坏，代之以广泛干酪样坏死物质。

9．肠结核（溃疡型）（Tuberculosis of Intestine）

回肠一段，黏膜面见多个溃疡呈椭圆形或腰带形（溃疡的长轴与肠之长轴垂直），溃疡边缘不整齐如鼠咬状，溃疡底部可深达肌层或浆膜层，其相对的浆膜面有纤维蛋白渗出和粟粒结节形成。

10．肠结核（增生型）（Hyperplastic Tuberculosis of intestine）

回肠一段，肠壁因结缔组织增生明显增厚，黏膜粗糙不平，有许多细小的息肉向肠腔内突起（严重时，可使肠腔狭窄）。

11．肾结核（Tuberculosis of Kidney）

肾脏体积肿大，切面皮髓质交界不清，肾实质有多个干酪坏死灶，部分坏死物质液化破溃入肾盏、肾盂，形成多个空洞。

12．结核性脑膜炎（Tuberculous Meningitis）

见脑底部（包括视神经交叉，大脑脚，脚间池，桥脑及延髓的表面之软脑膜灰白色混浊似毛玻璃样,且略有增厚,在侧沟两旁能隐约看到散在针尖大的灰黄色颗粒,其余软脑膜有充血,脑回变平。

13. **肠伤寒**(Intestinal Typhoid)(髓样肿胀期,Myeloid Swelling Stage)

回肠一段,黏膜面见肿大之集合淋巴小结及孤立淋巴滤泡,形成椭圆形隆起,其长轴与肠之长轴平行。肿胀的集合淋巴小结,表面凹凸不平,外形似脑回,孤立淋巴滤泡呈较小的圆形隆起(结合切片考虑黏膜为什么会隆起)。

14. **肠伤寒**(Intestinal Typhoid)(溃疡期,Myeloid Swelling Stage)

回肠一段,髓样肿胀的集合淋巴小结和孤立淋巴滤泡发生坏死、脱落,形成椭圆形或圆形溃疡,底部粗糙。集合淋巴小结坏死后形成的溃疡长轴与肠道长轴相平行(结合标本,考虑临床上其可能发生哪些并发症)。

15. **细菌性痢疾**(Bacillary Dysentery)

结肠黏膜表面有一层灰黄色糠屑样膜状物(称假膜),几乎累及整个黏膜面。部分假膜脱落形成浅表溃疡,形态不规则,其底和边缘平整,整个肠壁充血肿胀。

(三)组织切片

1. **粟粒性肺结核——78 号切片**(Pulmonary Miliary Tuberculosis)

(1)肺组织中见许多大小相似的病灶,呈结节状。

(2)结节的中央为干酪样坏死,染成伊红色一片,周围有少许类上皮细胞和朗罕氏巨细胞,并有中量淋巴细胞。

2. **干酪样肺炎——79 号切片**(Caseous Pneumonia)

(1)结核渗出性变化是:肺泡腔内见有血浆纤维蛋白,单核细胞及淋巴细胞渗出。

(2)干酪样坏死的变化是:坏死物质凝固,染伊红色,内散有破碎的细胞,局部肺泡结构轮廓已消失。

3. **慢性肺结核空洞——80 号切片**(Chronic Fibrous Cavitary Pulmonary Tuberculosis)

先用肉眼找到空洞,然后在镜下从空洞内壁至外逐层观察,可分 3 层:①干酪样坏死层:为伊红色无结构物质,内有少量细胞核碎屑;②结核性肉芽组织层:由毛细血管,成纤维细胞,类上皮细胞及各种炎症细胞组成,偶见不典型的朗罕氏巨细胞;③瘢痕层:为增生的纤维结缔组织。附近的肺组织有气肿、肺不张及慢性炎症细胞浸润。

4. 淋巴结结核——81号切片（Tuberculosis of Lymph Nodes）

（1）淋巴结结构大部分被破坏，代之以一片结核结节。

（2）有许多单个结节组成，其中可见类上皮细胞和少许朗罕巨细胞。

（3）个别结节的中央呈干酪样坏死。

5. 结核性胸膜炎——82号切片（Tuberculous Pleuritis）

胸膜为大片干酪样坏死物和结核性肉芽肿所替代。

6. 皮肤瘤型麻风——83号切片（Lepra lepromatosa of Skin）

（1）表皮萎缩、变薄。

（2）真皮乳头变平与表皮之间有一薄层无细胞浸润区，称自由带。

（3）真皮及皮下组织纤维化并有较多细胞浸润，其中以单核细胞和淋巴细胞为主，许多单核细胞浆呈泡沫状，有的聚集成团，此种细胞称泡沫细胞又称麻风细胞（抗酸染色时，可见有抗酸杆菌）。

（4）真皮内汗腺及毛囊萎缩，偶见少量汗腺残存。

7. 肠伤寒——84号切片（Intestinal Typhoid）

（1）黏膜及黏膜下层的淋巴组织内有大量巨噬细胞增生，此种细胞体积大，胞浆丰富，核圆形或肾形，其中有的见吞噬着红细胞、淋巴细胞或其他细胞碎片，即所谓伤寒细胞。

（2）部分黏膜坏死并脱落形成溃疡。

（3）肠壁各层有充血，水肿和少量淋巴细胞、巨噬细胞浸润。

8. 细菌性痢疾——85号切片（Bacillary Dysentery）

观察要点：

（1）肠黏膜表面部分坏死脱落，上面附有一层红色细网状物质，其中网罗着中性白细胞及坏死的上皮细胞（为假膜）。

（2）整个肠壁明显充血、水肿甚至出血，尤以黏膜下层为重，并有中性白细胞及单核细胞浸润。

思 考 题

1. 结核病的三个基本病变及其转归,哪些是特征性病变,可以诊断为结核?

2. 原发性肺结核病理上有哪些特点? 其发展和结局如何?

3. 血源播散型结核病变的特点是什么?

4. 何谓肉芽种? 若在肛门瘘管患者见一肉芽种,如何来确定它是异物性或为结核性肉种?

5. 试述各型继发性肺结核病病变的特征及发展过程,与原发性肺结核的病变和转归有何不同。 为什么?

6. 急性空洞和慢性空洞有何不同?

7. 试比较结核性脑膜炎和流行性脑膜炎的病因、病变部位、主要病理变化及可能出现的后果。

8. 肠结核的病理有何特点? 为什么?

9. 从学过的病理知识考虑,局部淋巴结肿大可见于哪些疾病? 形态上有何区别?

10. 试述伤寒自然病程和肠道病变的关系。 其肠道病变主要发生在哪一段肠子? 临床上常见有哪些并发症? 其发病基础是什么?

第十五章 寄 生 虫 病

本章所述的大体标本和组织切片见表 15 所示。

表 15　　　　　　　　　寄生虫病之大体标本和组织切片

大体标本	组织切片
1. 结肠阿米巴病	1. 结肠阿米巴病
2. 阿米巴性肝脓肿	2. 肠道血吸虫病
3. 结肠血吸虫病（急性）	3. 肝血吸虫病
4. 晚期结肠血吸虫病	
5. 血吸虫性肝硬化	
6. 肺血吸虫病	
7. 脑血吸虫病	
8. 淤血性脾肿大	

（一）目的要求

1. 掌握阿米巴病的病理形态特点及其临床病理联系。
2. 掌握血吸虫病的主要病理变化及其并发症。

（二）大体标本

1. 结肠阿米巴病（Amoebiasis of Colon）

结肠一段，黏膜面可见多个散在的、大小不等、形状不规则的溃疡，溃疡表面有灰黄色坏死物，溃疡周围黏膜充血，切面可见溃疡，口窄底宽，呈潜行状（溃疡边缘肠黏膜覆盖）或呈烧瓶状，底及边缘不整齐，并附有絮状坏死物（这种形态是如何形成的）溃疡之间黏膜仍属正常。

2. 阿米巴肝"脓肿"（Amebic Liver Abscess）

肝切面，有一大"脓肿"。其中可见巧克力色的坏死物（它是怎样形成的），边缘部见黄白色絮状坏死物。脓肿与周围组织分界不甚清楚，无明显纤维包膜形成。

3. 结肠血吸虫病（急性）（Acute Schistosomiasis of Colon）

结肠黏膜面有散在不规则小溃疡。溃疡边缘不整齐，底部带黄色，部分区黏膜表面呈细颗粒状隆起，灰褐色，状似砂粒。部分区黏膜增生如旧绒布样。

4. 晚期结肠血吸虫病（Chronic Schistosomiasis of Colon）

结肠壁增厚，部分黏膜萎缩，皱襞变平，可见斑状分布的浅灰色区域（为大量钙化虫卵沉积所致），部分黏膜增生，呈息肉状（晚期血吸虫病，粪检常阴性，而结肠活检阳性，其病理基础是什么）。

5. 血吸虫性肝硬化（Schistosomal Cirrhosis）

肝脏表面被纵横浅沟分割成块（地图状分叶肝）。切面见较大的门静脉周围明显纤维化，汇管区增宽，呈干线型（病变导致的后果是什么）。

6. 肺血吸虫病（Schistosomiasis of Lung）

肺标本切面上见散在性分布的结节，针尖头大小，灰白色，界限清楚（此病变如何而来，切片中可见到什么？在大体上与肺粟粒性结核有何不同）。

7. 脑血吸虫病（Schistosomiasis of Brain）

一侧大脑切面，在大脑皮质内可见灰白色针尖头大小之结节（此病变从何而来）。

8. 淤血性脾肿大（Congestive Splenomegaly）

脾脏极度肿大，包膜粗糙，切面呈暗红色，小梁纤维组织增生，并有散在黄褐色含铁血黄素结节。

（三）组织切片

1. 结肠阿米巴病——86号切片（Amoebiasis of Colon）

（1）结肠部分黏膜坏死形成溃疡，特别注意观察黏膜下层组织广泛液化性坏死，坏死区组织结构消失，呈一片疏松的伊红色淡染区。

（2）坏死区及其周围炎症反应甚微，仅见少数散在的淋巴细胞和单核细胞浸润，中性白细胞少见。

（3）在坏死区和周围组织交界处用高倍镜可找到阿米巴滋养体，观察其形态特点：体积较单核细胞大，胞浆略呈紫蓝色，有时呈空泡状，呈圆形或椭圆形。细胞膜清楚，核小而圆。

2. 肠道血吸虫病——87号切片（Schistosomiasis of Colon）

（1）结肠组织，其黏膜固有层，黏膜下层，肌层乃至浆膜层均有虫卵沉积，尤其在黏膜下层，沉积的虫卵最多。

（2）部分虫卵已钙化，虫卵周围有多量纤维组织围绕。

（3）部分虫卵周围有多核巨细胞、类上皮细胞和淋巴细胞包绕，形成假结核结节，并有中量嗜酸性白细胞浸润。

3. 血吸虫性肝硬化——88号切片（Schistosomal Cirrhosis）

观察要点：

（1）肝小叶结构完好。

（2）门脉区有成堆的血吸虫卵沉积，部分已钙化。

（3）门脉区纤维组织增生，并有少量淋巴细胞浸润。

（4）少数虫卵周围有多核巨细胞、类上皮细胞和淋巴细胞包绕，形成假结核结节。

思　考　题

1. 阿米巴肝"脓肿"是如何形成的？与一般细菌性肝脓肿如何区别？

2. 根据切片观察，血吸虫卵能引起哪些病理改变？

3. 血吸虫性肝脏病变的形态特点和导致的后果有哪些？

4. 试述下列几种肠道病变，在发病机制、病变部位、溃疡形态、大便检查、并发症等方面有何异同。

①伤寒；②菌痢；③结肠阿米巴病；④结肠血吸虫病；⑤肠结核。

第二部分

病 例 讨 论

病例 I

1. 病史摘要

患者 A4652，徐××，女，87 岁，退休职员。入院时间：1984-7-10。

主诉：反复发作心前区痛 9 年，疼痛加重伴气急、发热，6 h。现病史：患难自 1975 年起每于劳累或情绪激动后出现心前区疼痛向左肩放射，每次发作数分钟，服硝酸甘油后能缓解。入院前一晚 20：00 突然出现心前区剧烈疼痛，服硝酸甘油片不能缓解，疼痛持续，不能缓解。于当日凌晨 2：00 收住院。

既往史：1958 年起患高血压病，1960 年因心脏扩大而诊断为：高血压性心脏病。

个人史：吸烟 30 余年，每日 6 支左右。

家庭史：父亲死于高血压脑率中。一子一女有高血压史。

2. 入院检查

T 38.3℃；P 108 次/分钟；R 42 次/分钟；BP 100/54 mmHg。重危病容，神志朦胧，呼吸急促，口唇发绀，半卧位。颈静脉无怒张，气管居中。双肺中、下部可闻散在的湿啰音，心浊音界向左侧扩大，心率 100 次/分钟，心律齐，心尖区第一音减弱，未闻杂音。腹部饱满，剑突下可触及肝脏，质地中等，轻度压痛。双下肢轻度水肿，腱反射存在。

3. 实验室检查

EKG：心肌损害，心律紊乱：室上速→室速→室颤

肝功能：ALT：1 940～2 000 U/L（正常值：9～72 U/L）

AST：97～103 U/L（正常值：17～59 U/L）

肾功能：Cr：2.61 mg％（正常值：1.5 mg％以下）

BUN：25.1 mg％（正常值：16 mg％以下）

CPK：968～2 124 U（正常值：40 U 以下）

LDH：＞5 000 U（正常值：450 U 以下）

WBC：17.2/L（正常值：4～10/L）

4. 住院经过

入院后，虽经积极治疗，但病情继续加重，当日下午 3：30 昏迷，血压下降，无尿。夜 8：20 先后 2 次呕吐咖啡色液体约 500 ml，心律不齐，翌日 9：00 左右

心跳停搏,经抢救无效而死亡。

5．解剖发现

老年女尸,肥胖、水肿、无腹水和心包积液。

心脏重 424 g,圆锥形,心外膜脂肪堆积。切面见左心室心肌厚达 2 cm。左冠状动脉 50％阻塞,右冠状动脉 90％阻塞,前间隔有一处呈灰白色,左心室心内膜下 1/3 呈暗黄色,乳头状肌内有一处亦呈黄色。

主动脉:内膜有多处粥样斑块形成,斑块表面有出血,溃疡钙化。

肝脏:重 670 g,切面暗红色。

肺:切开后有少量淡红色带泡沫液体流出。

肾:右:60 g,左:70 g,两肾体积缩小,表面有细小颗粒,右肾表面有一处沟状凹陷。

胃:腔内充满咖啡色液体,黏膜有弥散性细小出血点。

病例 Ⅱ

1．病史摘要

患者 A4668:匡××,女,60 岁,退休工人。入院时间:1984-8-13。

主诉:中上腹隐痛 2 月余,腹痛加重伴黄疸进行性加深半个月。

现病史:患者于一个月前,一次进食多量油腻食物后出现中上腹持续性隐痛,向背部放射,伴恶心呕吐,尿色加深,无发热。经治疗后腹痛减轻但不能缓解。近半个月来,腹痛渐趋加重,眼睛和全身皮肤出现黄疸,并逐渐加深。食欲消退,消瘦,低热。超声波检查显示:①慢性胆囊炎;②胆总管及肝内胆管扩张,拟诊阻塞性黄疸而收住院。

过去史:个人史和家庭史无特殊。

2．入院检查

T:38.8℃,消瘦,巩膜和全身皮肤重度黄疸,心肺检查无特殊。腹壁软,在右中上腹可扪及一个大小约为 6 cm×4 cm 的肿块,表面不光滑,边界不清,固定,肝于肋下一指半、剑突下三指,质地中等,表面光滑,有轻度触痛。

3．实验室检查

WBC:$11.2×10^{10}$/L;

肝功能:ALT 180～237 U;AKP:163 U。

4. 住院经过

入院后,经抗感染治疗,但病情不断加重,出现寒颤、高热。于 8 月 27 日行剖腹探查术,术中发现总胆管和左、右肝管连接处管壁僵硬增厚,管腔堵塞。术中因患者情况不好,仅做了胆道引流,余处未探查。术后高热不退。9 月 4 日出现昏迷,血压不降,经抢救无效而死亡。

5. 解剖发现

老年女尸,消瘦,巩膜和全身皮肤明显黄染。大网膜和腹腔内有脓性纤维素性渗出物,胃小弯和肝、胆有粘连。

胃:胃小弯侧胃壁明显增厚、僵硬、沿胃大弯切开后可见胃小弯幽门和胃体交界处有一个 4 cm×5 cm 的巨大溃疡,边缘不整齐并隆起。

肝:1 475 g,被膜紧张,切面呈黄绿色,并可见散在点状黄白色病灶。左、右肝管扩张,腔内充满黄白色脓液。

胆道:胆囊明显增大,挤压胆囊未见胆汁从十二指肠乳头处流出,探针检查发现胆囊管完全闭锁,胆囊内充满黄褐色黏稠胆汁,囊壁增厚,胆总管壁僵硬,增厚,管腔稍扩张,腔内充满黄白色脓液。

肺:两肺包膜下可见弥散分布粟粒大小黄白色点状病灶。

脾:350 g,质软,切面灰红色,结构松烂,用刀背可刮下大量糊状物。

病例 Ⅲ

1. 病史摘要

患者 A4080,男,宋××,22 岁,宁夏矿工。入院时间:1979-4-21。

主诉:血尿、水肿、高血压伴发热 1 个月。

现病史:患者于入院前 1 个月开始出现肉眼血尿,颜面部明显水肿,就诊检查发现血压增高为:150/100 mmHg,尿中有蛋白和红细胞。在当地医院治疗,病情无好转,并出现发热,贫血,肾功能损害。转入本院进一步治疗。

既往史:1977-7,患急性病毒性肝炎,1978-3,复发 1 次。

个人史:吸烟 2 年,每天 20 支。

2. 入院检查

T:38.5℃;P:96 次/分钟;R:20 次/分钟;BP:170/100 mmHg。

贫血貌,全身明显凹陷性水肿,心浊音界不扩大,心尖区可闻Ⅱ级收缩期杂音,腹部略膨隆、肝、脾未触及,移动性浊音阳性,肾区有轻叩痛。

3. 实验室检查

(1) 血常规:RBC:$3.5×10^{13}$/L, Hb:10 g/L;

WBC:10^{11}/L,N:90%

(2) 尿常规:蛋白++,WBC:(5~8)/H RBC:(50±)/H,比重 1.010。

(3) 尿蛋白定量:5.88 g/24 h(正常 3 g/24 h 以下)

(4) 肾功能:Cr:3.5 mg/dl;BUN:93 mg/dl

(5) 肝功能:SGPT<40 U。A/G:1.2 g/1.8 g〔正常(3.5~4.5)g/1.5 g〕

HBAg(+) 胆固醇 160 mg/dl(正常:150 mg/dl~

230 mg/dl)

(6) CP_{CO_2}:41.4 mmol/L(正常:22~29 mmol/L)

(7) 腹水:蛋白++,RBC:$1.5×10^{12}$;WBC:$3.145×10^9$;

N:65%

(8) 同位素肾图:双肾功能明显减低。

(9) 其他:红细胞沉降率 32 mm/h

4. 住院经过

入院后,病情继续加重,水肿加重,腹水增加,并出现心包摩擦音及胸腔积液,并多次呕吐咖啡色液体和排出黑便。经过腹膜透析和其他治疗后,病情一度减轻。但 6 月中旬起,病情又加重,持续发热,尿量减少。实验室检查:WBC $2×10^{10}$/L, N 95%;肌酐 10 mg/dl;CP_{CO_2} 11.7 mmol/L,6 月 28 日夜起出现血压下降,呼吸变慢,经抢救无效于 6 月 29 日晨 4 时死亡。

解剖发现:青年男尸,全身轻度水肿,皮肤粗糙,左胸腔纤维性粘连,右胸腔有淡黄色积液 30 ml,心包膜厚达 0.5 cm,表面附有纤维素。心包腔内有大量血性纤维素性渗出液。腹腔内 300 ml 黄色混浊液,大网膜及内脏表面均有纤维素性渗出物附着。

肺:暗红色,切面有少量粉红液体流出,未见实化病灶。

心:左心室肌壁厚 1.5 cm,心腔不扩大。

肝:重 2 000 g,切面实质肿胀,包膜外翻。

肾:左肾重 295 g,右肾重 235 g,表面呈淡红色,有少许出血点。切面包膜略外翻,包膜易剥离,皮质厚 0.5 cm。

主动脉:内膜见少许黄色条纹。

消化道:食道黏膜有多处糜烂出血,大、小肠浆膜下有 4 处乒乓球至拳状大小的血肿。

脑:脑回略肿胀,未见明确的脑疝形成。

病例 Ⅳ

1. 病史摘要

患者 A4279,男,陈××,45 岁,工程师,1981-2-19 入院。

主诉:右上腹痛,腹胀,纳减,消瘦 1 月余。

现病史:患者自入院前一个多月起时常右上腹持续性胀痛,而后逐渐出现腹部胀满,食欲减退,体重减轻,乏力。近来腹痛和腹胀明显加重。由湖南转来本院。

既往史:1972 年起曾因血小板减少和肝功能异常,肝脾肿大 3 次住院治疗,多年来 SGPT 波动在 100~300 U 之间,诊断为:慢性肝炎脾功能亢进。

个人史:无烟酒嗜好,无血吸虫病流行区生活史。

2. 入院检查

贫血貌,消瘦,无黄疸,无蜘蛛痣。心肺无异常发现。腹部膨隆,未见腹壁浅静脉曲张。肝脏上界于第 5 肋间,下界于肋缘下 1.5 cm,剑突下 2.5 cm,质地中等偏硬。表面不光滑,有触痛。脾于肋缘下 2 cm。肝区叩击痛明显。移动性浊音阳性。腹围 80 cm。

3. 实验室检查

RBC:3.6×10^{13}/L,Hb:10.5 g/L,WBC:2.7×10^9/L,血小板:4.2 万〔正常值(10~30)万〕

SGPT:70 U,A/G＝2.8/2.4,AKP:41 U,r-GT62.4 U(正常值＜6 U),凝血酶原时间:21″(正常值 12″~15″)AFP＞1 000 μg(正常值＜10 μg),腹水:血性。

4. 住院经过

患者治疗后病情未见好转,3 月 1 日夜间突然出现剧烈的右上腹痛,伴有明显的压痛和肌紧张。并出现烦燥不安、血压下降,经用止血药后血压回升,但腹部膨隆越明显。3 月 9 日出现鼻衄、黑便、呕血约 450 ml。3 月 11 日出现便血和再次呕血 80 ml,用三腔管压迫后出血停止。3 月 15 日又出现黑便,神志不清,3 月 17 日尿少,血压下降,四肢抽搐。经抢救无效死亡。

5. 解剖发现

中年男尸。皮肤和巩膜轻度黄染,鼻腔及口腔有少量血性液体,下肢和阴囊明显水肿,胸腔内有血性积液:右 550 ml,左 200 ml。腹部明显膨隆,腰围 85 cm,腹腔内有大量血性液体及少量血凝块,总量为 5 500 ml。

肝脏上界于第 4 肋间,下界于肋缘下 3 cm,剑突下 6.5 cm,肝脏重 1.5 kg,表面有大小不一的结节突起,右前上区有巨大肿块,肿块顶部和膈肌粘连,粘连处附近肿块表面 2 处 1 cm×1 cm 和 0.3 cm×0.3 cm 的出血灶,表面附有血凝块,该肿块大小为:12 cm×9.5 cm×7 cm,切面可见中央有坏死,无包膜,周围有卫星结节,门静脉主干和左、右分枝内均部分堵塞。

脾重 280 g,切面显示淤血。

食道下端静脉轻度曲张,黏膜有 2 处溃疡和 3 处糜烂。

胃内有咖啡色液体,幽门部黏膜多处糜烂。

肠壁水肿,乙状结肠和直肠内少量紫黑色凝血块。

心:重 275 g。

肾:双侧各重 150 g,肉眼观无异常。

病例 Ⅴ

1. 病史摘要

患者,女,康××,40 岁,新疆建设兵团农民。1985-3-6 入院。

主诉:咳痰四月。

现病史:患者无明显诱因咳嗽、咳痰四月余,伴有白色泡沫痰,不易咳出,稍有气急伴纳差,无胸痛、发热、咯血,夜间能平卧。无呕吐、腹泻,也无尿频、尿急、尿痛及排尿困难。由于咳嗽逐渐加重,曾在新疆地方医院按结核治疗,但咳嗽加剧,病情加重,转入上海铁路中心医院(现第十人民医院)内科。

过去史:体健,无肝炎等传染病史,否认外伤、手术史及过敏史。

2. 入院体检

神清,略消瘦,频频咳嗽,痰少,不易咳出。自由体位。右颈锁骨上淋巴结米粒样大小,质硬,活动度差。前胸部右侧塌陷,左侧饱满,右侧语颤降低,呈浊音反响,二侧呼吸音粗,未闻到干湿啰音,右侧呼吸音较左侧为低,心率 120 次/分钟,心尖部有 Ⅱ 收缩杂音。腹部平坦,肝脾肋下未触及。双下肢有凹陷性水肿。

3. 实验室检查

血 WBC 1.62×10^{10}/L，N 86%（正常值 WBC $(4 \sim 10) \times 10^9$/L，N 50%~70%）

心电图提示心动过速，右室肥大。X 线示右侧胸腔积液，右叶间积液，但肺实变不能排除，胸部右侧加深曝光摄片，右侧肺癌伴有胸膜及肋骨转移。

4. 住院经过

入院后经抗感染治疗及对症支持处理，WBC 波动在$(7 \sim 19) \times 10^9$/L，病情日益恶化，3 月 18 日早晨 3 点出现端坐呼吸、气急，解小便后平卧时突然呼吸停止，心跳停搏，经抢救无效死亡。

5. 临床诊断

右肺癌伴肋骨转移。

6. 解剖发现

女性尸体，身长 147 cm，发育正常，营养状况欠佳。右侧胸腔积液 1.3 L，左侧 250 ml，性质均为黄色稍混浊。两肺均有萎陷，以右侧为甚。左、右肺膜已失去光泽，增厚，苍白。右肺切面见肺组织有弥散分布的白色病灶，边界不清，三叶均累及，尤以右上叶支气管处明显，整个右肺触之较硬。支气管壁增厚，有白色稀薄液体，肺血管内充满凝血块，肺门淋巴结肿大，触之坚硬，下叶前缘有直径为 1 cm 脓肿，左肺切面见肺组织呈暗红色，有数十个大小不等近圆形的病灶，为白色，边界较清楚，上、下叶均累及，触及较硬，支气管壁增厚，有白色稀薄液体，左肺上叶动脉内有血栓形成，肺门淋巴结肿大，触之坚硬，横隔的胸腔面有大小不等白色灶，边界清，质硬。心包积液为 250 ml，色略黄较清。右侧心包（外层）有数颗绿豆大白色隆起，质硬，右室壁厚 1 cm，右室壁厚 0.4 cm，心腔充满血凝块，腔室不扩大。各瓣膜未见异常。冠状动脉口无血栓及阻塞。腹膜失去光泽，腹腔积液 2 L，性质为黄色混浊、恶臭。在右侧髂窝与直肠有几十个大小不等白色隆起，质地硬，部分与肠壁已有粘连，肝重 1 156 g，包膜不清，表面有数十个大小不等近似圆形白色病灶，散在分布，有的病灶中央有凹陷似脐。在胆囊颈、胆囊管及部分胆总管处周围也有白色病灶包绕，触及坚硬。在切面上仍可见散在分布的圆形病灶，质硬。脾重量 92 g。包膜紧张光滑，无渗出物。在脾切迹左侧 2 cm 处隐约可见一直径为 1 cm 隆起，边缘光滑。切面小梁实质可分清，在上述隆起处为白色病灶。胃黏膜有糜烂，十二指肠乏特壶腹通畅。总胆管通畅，但在部分总胆管、胆囊管及胆囊颈部周围有白色病灶包绕。触及坚硬,剪开总胆管、胆囊管及胆囊颈,发现管壁增厚,有不完全阻塞。胆囊壁增厚、粗糙、无胆石。两肾无异常发现。卵巢外盖腹膜有数个大小不等的结节与大网膜的局部淋巴结粘连。脑表面血管扩张充血,有数十个散在分布的圆形白色病灶,为圆形似粟米大小。右侧第四肋有病理性骨折。

病例 Ⅵ

1. 病史摘要

患者,女,64 岁。

患有高血压 20 余年,1977 年曾发生"脑血管意外"出现昏迷和左侧偏瘫,同时常出现胸骨后压迫感,经抢救治疗后脱险,但遗留下左侧肢体瘫痪,经多方医治无效。1982 年再度发生"脑血管意外",此后,患者一直昏迷不醒,处于植物人状态,靠鼻饲维持生命。1985 年 5 月 5 日突然高烧,气急、咳嗽、呼吸困难,用吸痰管吸痰后呼吸略有改善。于翌日夜呼吸心跳停搏死亡。

2. 体格检查

家中死亡,无体检资料。

3. 解剖发现

身长 156 cm,极度消瘦,腰骶部有 10 cm×12 cm 大小的褥疮,上覆渗出物及血痂。角膜混浊,口唇青紫,胸腔和心包腔皆无积液。

心:重量 303 g,暗褐色,心尖变锐,冠状动脉呈蛇行状变曲,左室壁2.1 cm,右室壁 0.3 cm。在心腔内充满鸡脂样血凝块,乳头肌明显增粗,各瓣膜正常。冠状动脉:冠状动脉各分支均明显变硬,左侧尤为明显切面见管腔变窄(靠心壁侧冠状动脉内膜呈半月形增厚),冠状动脉上主要分枝内未见血栓及栓子。

肺:双肺下叶,背部大片实变,触之较实,上叶有肺气肿,下叶支气管内有大量分泌物,渗出物,几乎阻塞管腔。

气管:内有大量分泌物,渗出物,呈黄绿色,较黏稠。

肝:重 1 050 g, 28 cm×14 cm×3 cm。

肝表面包膜明显皱缩,边缘变锐,质软,切面色泽灰暗,小叶结构不清。

肾:左肾重 103 g(9 cm×4 cm×2 cm);右肾重 110 g(9 cm×4 cm×

2.5 cm)。

双肾包膜皱缩,质地软如泥,切面见双侧皮质厚 0.3 cm,皮髓分界不清,肾盂周围脂肪充填。

肾上腺:右 3.8 g(3 cm×3 cm×0.5 cm);右 4 g(4 cm×3 cm×0.5 cm)质软。

胃:胃腔明显缩小,胃壁软无张力,黏膜明显变薄。

肠:肠壁明显萎缩变薄,质软无韧性,黏膜明显萎缩。

脑:脑重 1.030 kg,脑沟变深,脑回变窄,在右半球之颞叶枕叶、顶叶后部有一大片软化灶大小 10 cm×5 cm×6 cm。

脑血管:大脑中动脉,基底动脉,明显变硬内膜不规则增厚,呈现成串排列的黄白色斑块,切面见管腔变窄。

附　　录

附录 1　尸体病理剖检

一、尸体剖检工作中注意事项

1. 尸体剖检宜于死后最短期内进行。因为尸体虽经储于冷藏室内,其脏器仍存在短期内发生死后改变。若患者于死前患有高热或死于炎热季节,则死后坏变更快。严重时,病变每为坏变所掩盖,妨碍诊断。

2. 同学在进入尸检室时,应着白大衣。

3. 在尸检室内,态度要严肃、郑重、认真,严禁说笑打闹,对尸体应尊重。

4. 尸检前,应了解病历。

5. 尸检时,要经常保持尸检台、尸体及术者的清洁,不使血液或污水溅于尸检台之外。取心血培养等要严格灭菌手续,尸检完毕后,严密消毒。剖检传染病尸体时,尤应注意消毒。

6. 尸检后,要将尸体缝好整型,擦洗干净。

7. 尸检所取到材料应即置于固定液(一般用 10%福尔马林)中保存,用为显微镜检查的材料,则须在清水冲洗之前先切成小块,固定于充足的固定液内。大体脏器在固定时要尽量保持其原形。

8. 尸检工作完毕后,应立即将检查所见写出大体检查记录,待镜下检查工作完成后结合病史作出结论。尸检材料及报告要按号排列,妥为保存,以备查用。

二、尸体检查方法

(一) 外表检查

测量体重、身长、观察其发育,营养及皮肤状态,淋巴结,注意各种尸体现象之程度。检查头部各器官、颈、胸、腹、背、四肢各部及生殖器等处有无异常征象。

（二）体内检查

1. 胸、腹壁切开皮之方法,可分两种:

（1）作丁字形切开(图附录 1-1):横线略向下弯,两端止于锁骨肩胛端附近,竖线起自胸骨柄部附近,沿中线绕过脐部左侧,直到耻骨联合。

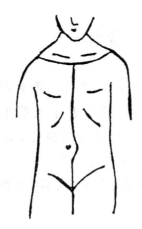

图附录 1-1 尸检丁字形切开模式图

（2）作一字形切开:以下颌骨下方为起点,沿颈、胸、腹的正中线作直线切开皮肤及皮下组织,直切至耻骨联合处,在脐部绕过脐左侧(图附录 1-2)。

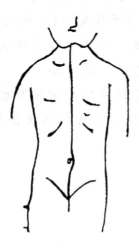

图附录 1-2 尸检一字形切开模式图

前法可保存颈部皮肤完整,后法取颈部器官较便利。故可根据尸体情况及检查需要决定。

　　胸部皮肤连同胸大肌自切线沿胸骨表面,剥离至腋线。腹部则沿切线剪开腹壁。

　　2. 腹腔检查

　　腹腔切开后,注意腹壁脂肪及肌肉之状态,观察腹膜状态,观察有无积液,测量肝、脾下缘及横膈高度。观察腹腔内各脏器之位置关系。

　　3. 胸腔打开及检查

　　方法如图附录1-3,行用软骨刀或解剖刀在肋骨与肋软骨交接部之内侧1 cm 处,从第二肋向下一一切开,切断肋间肌,将胸骨提起与纵隔组织及膈肌剥离,注意勿损害大血管。检查胸腔积液情况,然后用小解剖刀切开胸锁关节。

　　切断第一肋骨,即可将胸骨连肋软骨拿掉,检查胸部器官、胸膜及胸腔有无异常。心包依心下缘弧度由心尖作弧形剪开。检查心包内有无黏液或积液。

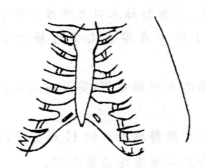

图附录1-3　肋骨与肋软骨交接部之内侧1 cm 处模式图

　　4. 各脏器之检查:首先应在体腔内作原位检查,然后再顺序取出。但在个别情况下,可将各脏器联合取出。

　　(1) 心脏、血管

　　心脏切开之前,先作心血培养,方法如下:将心包剪开后,以血管钳拽住边缘,扩大剪口,然后:

　　① 用血管钳将右心耳向左拉。

　　② 用烧红带柄铲灼右心耳左侧。

　　③ 用火灭菌胶皮头吸管自烧灼部插入心房,吸血约2 ml,送作细菌培养。

　　切取心脏时,将心提起,用刀或剪刀将各大静脉及动脉自心包根部截断,取出心脏检查。预检有无肺动脉检塞时可在取心脏之前,先切开右心室,剪开肺动脉检查。

心脏取出后,注意观察心脏大小、形状、心外膜、然后切开。心脏切开方法如图附录1-5所示。

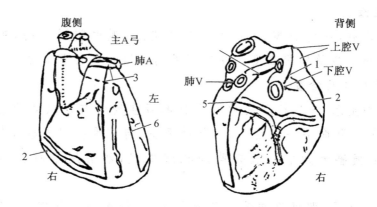

图附录1-5　心脏切开模式图

右心切开:

① 右心房剪开:沿上、下腔静脉入口之连线剪开右心耳。

② 右心室剪开:自1线中点沿右心室冠状血管后降枝与右缘间剪至心尖。

③ 肺动脉剪开:再沿心室中隔右侧,剪开右心室,剪向肺动脉。

左心切开:

④ 左心房剪开:将四个肺静脉开口做H形剪开,剪开左心耳。

⑤ 自2线之中心,沿左心室左缘切至心尖。

⑥ 再沿心室中隔左侧,切开左心室,并剪开主动脉。

检查房室中隔、心内膜、心肌、瓣膜及房、室腔、测量各瓣口长度及心室肌厚度,检查主动脉、肺动脉及冠状脉,并测量心脏重量。

(2) 气管及肺

将两肺背侧剥离,使之游离,自气管切断或连同颈部脏器。将两肺一同取出。检查两肺表面,测量重量。

① 气管及支气管自前面剪开。

② 切肺:先自上、下叶之大支气管内,各插入探针两个,将刀插入各对探针之间,然后向肺之侧面切开。

检查肺切面,气管黏膜及肺门淋巴结。

若肺内有严重传染性疾患,如广泛结核病变,则可先从气管内灌入10%

之福尔马林溶液固定几日后,再切开检查,如需马上诊断时,可放在福尔马林液内切开。

（3）小肠及结肠

自十二指肠悬韧带处夹住,切断肠管,然后沿肠系膜附着部将肠与肠系膜分开、直至直肠部,夹住切断,将小肠及大肠取出,再沿其肠系膜附着部剪开肠管。检查肠内容、肠黏膜及肠浆膜。

（4）胆道检查

在肝脏及十二指肠取出之前,先检查胆道,自腹侧面切开十二脂肠下行段,露出壶腹,挤压胆囊,观察胆道是否通畅。必要时沿壶腹向上切开胆管,观察胆管内腔及黏膜。

（5）肝及胆囊

剪断肝脏横隔面之镰状韧带,肝膈缘之附着部及肝门部之动静脉,将肝及胆囊一同取出,剥离胆囊后。测量肝之重量、大小、观察其被膜、颜色、硬度,再纵切成 3～4 片,观察其切面。

（6）脾

自脾门部切断血管等即立可取出。测量重量、大小、检查包膜及硬度,纵切开后观察切面、颜色等。

（7）胃、十二指肠及胰脏

将胃、十二指肠、胰脏与周围组织剥离,自贲门上端切断食道,必要时,连同食道一同取出。

胃沿大弯剪开,继续剪至十二指肠,检查其内腔、内容及黏膜。胰脏测量其重量。观察切面。

（8）肾脏及肾上腺

切开腰部后腹膜,分开肾周围之脂肪结缔组织,取出肾上腺及肾脏。

肾上腺测量其重量,横切数刀,检查其皮质,髓质。

切开肾脏时,以手握之,自外缘切向肾门,再剪开肾盂、输尿管,检查包膜、切面、皮质、髓质、肾盂、输尿管黏膜及血管。

（9）颈部脏器

剥离颈部皮肤,用刀紧靠下颌骨将口腔底、软鄂和咽后壁切断,将颈部脏器或肺一齐取出,检查扁桃体、咽喉、气管、食道、动脉、甲状腺及甲状旁腺。

（10）盆腔脏器

剥离盆腔周围之结缔组织,将膀胱、直肠、前列腺（或卵巢、输卵管、子宫）

等自其下端离断,取出。

膀胱自腹侧面尿道部直线剪向膀胱底,直肠自背侧面纵剪开,检查其内容黏膜。

(11)睾丸及付睾

以小刀自腹股沟管内口插入阴囊扩大道路,将睾丸推入腹腔,断其精索,取出,将睾丸与附睾用刀刃一齐纵切开,观察鞘膜及组织硬度。检查细精管。

(12)脑及脊髓

取脑之方法如下:

① 头皮:绕颅顶连接两耳后切开〔如图附录1-6(a)所示〕。

② 锯颅骨:作环形线,但后两线在窝之下部要成100°～120°之角度,后线正中会合部要成120°～150°之角度,以免缝合后活动〔如图附录1-6(b)所示〕。

颅骨经锯开后,再用丁字凿凿开,揭去颅骨,环球切开硬脑膜,自大脑镰深处前端切断,拉去硬脑膜,露出大脑半球,然后自脑底切断各对脑神经再剪开小脑幕,再自延髓下方尽低切断,取出大脑、脑干及小脑(如图附录1-6(c)所示)。

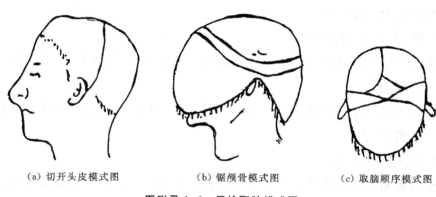

(a)切开头皮模式图   (b)锯颅骨模式图   (c)取脑顺序模式图

图附录1-6 尸检取脑模式图

检查脑膜、脑脊髓液及血管等,测量脑之重量、前后及左右径,固定后5～6日再切开。

切时步骤:

① 取下脑干及小脑,自中脑部离断;

② 将小脑与脑干分开,自小脑脚切断;

③ 大脑自前向后作多数额切面(厚1～2 cm)。

脑干作多数切面(厚4～6 mm),小脑作多数与小脑回垂直之切面,观察各切面之灰质、白质、脑室及血管等。

　　取脊髓之方法：先沿脊柱，背侧正中线，自颅底部至骶椎部切开皮肤，剥离棘突及其两侧之软组织用脊柱锯沿棘突两旁锯开椎弓，将一串棘突夹下，即可露出脊髓神经根，取出脊髓，切忌挤压或弯曲脊髓。

　　沿前后正中线切开脊髓硬膜，固定后再用刀作多数横切面，检查各段脊髓。

附录 2　各种器官的体积和重量

附录表 2-1　　　　　　　　各种器官的体积和重量

脏　　器			体积/cm³	重量/g
心		男		279
		女		239
		左右心房厚度	0.1～0.2	
		左心室壁厚度	0.9～1.0	
		右心室壁厚度	0.3～0.4	
		三尖瓣周径	11	
		肺动脉瓣周径	8.5	
		二尖瓣周径	10	
		主动脉瓣周径	7.5	
肺	左	男		424
		女		411
	右	男		513
		女		500
肝		男	24.9×14.9×6.6	1 200
		女	24.4×14.2×6.8	1 120
脾		男	11.6×7.3×2.5	120～150
		女	11.1×6.8×2.5	135
胰		男	16.0×5.3×1.6	90
		女	13.7×4.8×1.4	85

续表

脏 器			体积/cm³	重量/g
肾	左	男	10.9×4.4×3.4	133
		女	10.5×4.4×3.4	118
	右	男	10.1×4.6×3.2	130
		女	9.9×4.5×3.1	111
脑		男		1 358
		女		1 235
脑下垂体			0.88×1.3×0.67	0.5
甲状腺			6×3×1.5	30～50
肾上腺	左	男	5.68×2.9×0.55	7.7
		女	5.57×2.7×2.52	7.1
	右	男	5.3×3.26×0.66	7.3
		女	5.2×3.1×0.45	7
胸 腺				13（新生儿）
				17（1 岁）
				25（5 岁）
				37（15 岁）
				14～26（成人）

参 考 文 献

1. 李玉林主编. 病理学. 第八版. 北京：人民卫生出版社,2013.

2. 陈杰,李甘地主编. 病理学. 第二版(供八年制及七年制临床医学等专业用). 北京：人民卫生出版社,2005.

3. 翟启辉,周庚寅主编. 病理学. 北京：北京大学医学出版社,2009.